Werner O. Feißt / Dr. med. Ina Ilkhanipur

Großmutters Hausmittel · Wenn's wo weh tut

Werner O. Feißt / Dr. med. Ina Ilkhanipur

Großmutters Hausmittel Wenn's wo weh tut

SWR
Müller Rüschlikon

Was die Großmutter noch wusste, Sonderband

Einbandgestaltung: Andreas Pflaum
Titel- und Inhaltsfotos: Fotodesign Michael Bauer, Baden-Baden
Computergrafik Seite 48 Nils Bauer, Baden-Baden

Mit herzlichem Dank für die fachkundige Hilfe in Rat und Tat an Herrn Fariborz Ilkhanipur, Arzt für Innere Medizin. Aus seinem Fundus stammen viele selbst entwickelte und gut erprobte orientalische Heilmethoden und Rezepturen.

ISBN 3-275-01378-5

1. Auflage 2001

Lektorat: Myrta Baumberger
Innengestaltung: Marit Wolff
Reproduktion: digi bild reinhardt, 73037 Göppingen
Druck und Bindung: Fotolito Longo AG, I – 39100 Bozen
Printed in Italy.

Inhalt

Vorwort ... 6

Zum Gebrauch dieses Buches ... 8

Methoden der Physikalischen Therapie ... 9

Wickel und Auflagen ... 9
- *Wadenwickel* ... 10
- *Zwiebelwickel um den Hals* ... 10
- *Brustwickel* ... 11
- *Leberwickel* ... 11
- *Fußwickel* ... 11
- *Zwiebelsocke* ... 11
- *Ohrenwickel* ... 11
- *Kohlwickel* ... 11

Inhalation ... 12
Kirschkernsäckchen ... 12

Methoden der Pflanzentherapie (Phytotherapie) ... 13

Salben ... 13
Creme ... 13
Öle ... 13
Tinktur ... 15
Aufguss ... 16
Absud ... 16
Sirup ... 16

Ergänzende Heilmethoden ... 17

Schröpfen ... 17
Homöopathie ... 18
Akupressur ... 18

Krankheiten von A bis Z ... 19

Hausapotheke ... 137

Reiseapotheke ... 138

Gesamtregister ... 139

Literatur ... 143

Vorwort

Es war eine Zeit, da suchten die Menschen, wenn sie sich krank fühlten oder krank waren, die Weise Frau auf. Sie hatte von ihrer Mutter oder Großmutter das Wissen geerbt über die Kräfte der Natur, die Kenntnis der heilenden Pflanzen und der heilenden Methoden mit Hilfe des Wassers und heilender Stoffe und der heilenden Hände. Von Generation zu Generation wurde dieses Wissen weitergegeben, bis die Weisen Frauen als Hexen verdächtigt wurden. Bis ihr Heilerfolg als Werk des Teufels diffamiert wurde und sie selbst als Dienerinnen der bösen Mächte. Dass dies zur gleichen Zeit geschah, in der sich das Heilwissen der Griechen und Römer – aufgeschrieben von Autoren wie Dioskorides, Galen und Plinius – zur Wissenschaft wandelte, ist sicher mehr als Zufall. Es waren vor allem orientalische und jüdische Ärzte, die die moderne Medizin aus dem Wissen der Alten begründeten. Die medizinische Wissenschaft redete den Menschen ein, dass sie dabei wäre, Schmerz, Leid und Tod mit menschlichen Mitteln zu überwinden. Damit ist die Medizin bis heute beschäftigt. Der Glaube an die Tablette, an die Spritze hat die Volksheilkunde, soweit sie die Scheiterhaufen überlebt hat, beinahe obsolet gemacht.

Bis in unsere Zeit hinein gab es neben den Ärzten eine zweite Institution, die sich um die Gesundheit vor allem der einfachen Menschen kümmerte. Es waren die Schwesternstationen in unseren Dörfern und Gemeinden, die »Krankenschwestern«, die man als zahlendes Mitglied eines Schwesternvereins im Krankheitsfall rufen konnte. Die Schwestern waren sozusagen die christliche Antwort auf die fehlenden Weisen Frauen. Sie kannten die Geheimnisse einer einfachen Medizin. Sie wussten mit Kräutertees zu heilen, mit Wickeln und Bädern, mit einfachen Salben und Tinkturen oder ganz einfach mit der Kraft ihrer heilenden Hände. Wenn jemand in der Familie krank war, vor allem ein Kind, dann zeigte die Krankenschwester zuallererst der Mutter eine einfache Behandlung. Erst wenn nach 72 Stunden keine Besserung eingetreten war, dann empfahl auch sie den Arzt. Wenn es notwendig war, übernahm sie dann die Pflege des Kranken und die vom Arzt angeordnete Behandlung, soweit sie die einfachen Möglichkeiten der Mutter überstiegen. Betraf die Krankheit die Mutter selbst, dann übernahm die Krankenschwester auch die Versorgung der Familie, wenigstens in der ersten kritischen Zeit, bevor sich jemand aus der Familie – eine Schwester, eine Cousine, eine Tante oder die Großmutter – gefunden hatte und die Pflege der Mutter und die Versorgung der Familie übernahm.

Es gibt keine Krankenstationen mehr, die Orden haben zu wenig Nachwuchs, die alt gewordenen Schwestern kehren in ihre Mutterhäuser zurück. Einen weltlichen Ersatz gibt es nicht. Vielleicht war es aber auch so, dass die Menschen lieber der schnell wirkenden chemischen Keule der Pharma-Medizin vertrauten und die Tees und Wickel als altmodisch ablehnten.

Inzwischen hat sich das Blatt wieder gewendet. Die viel beschworene Kostenexplosion im Gesundheitswesen, eine fast unbezahlbar gewordene Medizin zwingen dazu, umzudenken, nicht für jedes kleine physische Problem teure Medikamente aufzuwenden, nicht bei jedem Schmerz sofort ärztliche Hilfe in Anspruch zu nehmen.

Für all diejenigen, die daraus die Konsequenz ziehen, aktiv an ihrer Gesundheit zu arbeiten, sich selbst zunächst um Gesundheit und Wohlergehen zu bemühen und beim Auftreten von Krankheit zunächst einmal den Versuch zu machen, sich selbst zu helfen – und zwar mit einfachen Mitteln, die in jedem Haushalt zu finden sind, oder die ohne Probleme und leicht zu beschaffen sind –, haben wir dieses Buch geschrieben.
Etwas setzt allerdings dieses Buch voraus: dass derjenige der es benutzt oder benutzen will weiß, *dass alle Heilung aus ihm selbst kommt* und dass auch der Arzt nichts anderes tut, als die Kräfte der Selbstheilung zu unterstützen. Es wäre nichts falscher, als von jeglicher Medizin Wunder zu erwarten, wenn man sich nicht selbst innerlich auf die Heilung einstellt und die Heilung wirklich will.
Dieses Buch macht den Arzt nicht unnötig. Wir haben versucht, immer wieder die Grenze zu zeigen, wo die Wirkung unserer einfachen Mittel aufhört und wo der Arzt zugezogen werden muss. Aber auch dann können die natürlichen Heilmethoden die Arbeit des Arztes gegebenenfalls nach Absprache mit dem Arzt unterstützen. Wir warnen aber ausdrücklich davor, eine Krankheit, deren Symptome nicht innerhalb einer vernünftigen Zeit – in der Regel 72 Stunden – sich durch die natürliche Methode bessert, zu verschleppen und am Ende auf den Arzt ganz zu verzichten.
Auf zwei Dinge müssen wir außerdem hinweisen:
Eine naturnahe Medizin wirkt sanft. Ihre Wirkung tritt oft nicht sofort ein, sie braucht eine gewisse Zeit, vor allem dann, wenn man von ihr mehr erwartet als die Linderung von Schmerz, d. h. die Beseitigung von Symptomen. Außerdem wäre es gut, ihre Wirkung durch eine entsprechende geistige Unterstützung zu verstärken.
Dann kann es sein, dass in der ersten Zeit nach der Anwendung eines Naturheilmittels die Symptome stärker werden, d. h. scheinbar ein gegenteiliger Effekt auftritt. Dies ist vor allem bei homöopathischen Mitteln der Fall und wird vor allem dort als Zeichen der Wirksamkeit angesehen.
Leider muss auch dies gesagt werden: Die allergische Reaktion des Körpers auf Naturheilmittel kann stärker sein als die Reaktion auf allopathische Mittel. In diesem Fall sollte man mit dem Arzt reden und das Naturheilmittel gegebenenfalls wechseln.
Wenn man »ja« zu Naturheilmitteln sagt, sollte man versuchen, ein Verhältnis zum eigenen Körper und zur Natur zu entwickeln, das einen erkennen lässt, was einem gut tut. Nicht jede unserer Empfehlungen muss jedem helfen. Die Naturheilmedizin setzt eine gewisse Form von Selbsterkenntnis voraus.
Wer aber mit natürlichen Heilmitteln heilen will – die Mutter das Kind, die Frau den Mann, die Tochter die Mutter, der Freund den Freund –, muss zugleich die Anwendung des Heilmittels als eine Form der liebenden Zuwendung begreifen und für den Kranken erfahrbar machen. Der Wickel muss gewissermaßen als eine Art Liebkosung erfahrbar werden. An dieser Stelle liegt auch das Geheimnis der heilenden Hände. Oft vermag sanftes Streicheln einen Schmerz zu lindern und zu »verteilen«. Vor allem für den alten und leidenden Menschen können streichelnde Hände heilendes Glück bedeuten.

Zum Gebrauch dieses Buches

Wer sich auf den Gebrauch dieses Buches einlässt, verzichtet auf den eklatanten Heileffekt. Dieses Buch empfiehlt keine Tabletten, die innerhalb kurzer Zeit ein Verschwinden von Krankheitszeichen und Schmerzen bewirken. Die Anwendung von Naturheilmitteln erfordert Zeit und Geduld. Dafür versprechen sie Nachhaltigkeit und sie vermindern das Risiko von Nebenwirkungen. Andererseits kann und will dieses Buch den Arzt nicht überflüssig machen.

Wenn's wo weh tut, will man möglichst schnell wissen, was man tun kann. Aus diesem Grund ist dieses Buch alphabetisch angelegt. Ich habe Kopfweh, schlage unter Kopfweh nach und finde dort die entsprechenden Empfehlungen. Nur: Es geht nicht immer so einfach wie beim Kopfweh. Bei manchem gesundheitlichem Problem liegen die Zusammenhänge nicht so einfach auf der Hand. Für diesen Fall enthält das Buch außerdem ein Stichwortverzeichnis, das sozusagen parallel zur alphabetischen Ordnung des Buches läuft und den Seiteneinstieg ermöglicht.

Bei jedem Stichwort haben wir zunächst versucht, das gesundheitliche Problem zu umschreiben, dann mögliche Ursachen zu benennen. Darauf folgen Anregungen zur Lebensführung, will sagen langfristige Ratschläge, die das Auftreten von Gesundheitsstörungen vermeiden sollen.

Der gleichen Intention dienen die Ratschläge zur Ernährung. Auch Nahrungsmittel, die Heilmittel sind – wie z. B. Knoblauch oder Karotten – werden in diesem Abschnitt behandelt.

Es folgen die heilenden Möglichkeiten der menschlichen Hände und der unbelebten Natur: Physikalische Therapie. Eine wichtige Rolle spielt hier das Wasser und seine Anwendung in Form von Bädern, Wickeln, Güssen.

Nach der physikalischen Therapie folgen die Kräfte der belebten Natur, insbesondere der Pflanzen: Phytotherapie. Hier geht es um Tees, Pflanzentropfen, Infusionen, Kaltauszüge.

Überlieferte Behandlungsmethoden, die aus dem Erfahrungsschatz des Volkes stammen, finden sich im Abschnitt Hausmittel.

Dann geben wir an einigen Punkten auch Empfehlungen für bewährte homöopathische Heilmittel: Homöopathie.

Und schließlich finden sich im Abschnitt Akupressur bewährte Punkte zur Druckmassage.

Was zu den Behandlungsmethoden noch zu sagen ist

Eine wichtige Rolle spielt ohne Frage ein Thema, das in unseren Stichworten nicht vorkommt: Die Entspannung. Sei es, dass die Entspannung als Heilmethode erforderlich ist – es kann durchaus sein, dass das eine oder andere Problem bei regelrechter Entspannung verschwindet –, sei es, dass sie Vorbedingung ist für die Wirksamkeit der vorgeschlagenen, unterschiedlichen Methoden. Entspannung, was ist das?

Das Bild von der Spannung lässt einen an einen gespannten Bogen denken, aber auch an einen Schraubstock. Es zeigt den Menschen eingespannt in vielfältige Zwänge, Pflichten, Gefühle. Entspannung bedeutet frei machen, loslassen, verzichten, nicht wollen. Dazu dienen unterschiedliche Techniken, z. B. Progressive Muskelentspannung, Meditation, Yoga, Qi Gong, Tai-Qi, die natürlich hier nicht im Einzelnen dargestellt werden können. Dabei muss nach seinen Vorlieben jeder Einzelne die passende Technik auswählen. Dies erfordert den Mut und die Muße des Ausprobierens. Behilflich kann zum einen die einschlägige Literatur sein, zum anderen auch das Studienangebot einer Volkshochschule. Wichtiger aber als alle Technik ist der Wille, sich aus der Spannung zu entlassen.

Methoden der Physikalischen Therapie

Wickel und Auflagen

Wickel und Auflagen helfen als alleinige Therapie oder als Begleiter zu anderen Behandlungsmaßnahmen. Sie sind für jeden empfehlenswert, besonders wirksam sind sie jedoch in der Behandlung von Kindern. Neben der Temperaturwirkung des Wickels (kühlen oder erwärmen) und der lokalen Anwendung von Heilkräutern, ätherischen Ölen usw. spielt auch die Zuwendung und Umsorgung des Erkrankten eine große Rolle.
Beim Anlegen eines **Wickels** wird der Körperteil vollständig umhüllt. Eine **Auflage** liegt nur auf, bedeckt also nicht einen ganzen Körperteil.

Kalte Wickel wirken entzündungshemmend, fiebersenkend, aktivieren die Abwehrkräfte des Körpers, aktivieren den Kreislauf und beschleunigen die Entgiftung über die Haut (z. B. Wadenwickel).
Warme Wickel wirken krampflösend, entspannend (Nackenwickel bei Kopfschmerz, Leibwickel bei Periodenschmerz). Feuchte Wärme wirkt wesentlich intensiver und hat eine größere Tiefenwirkung als

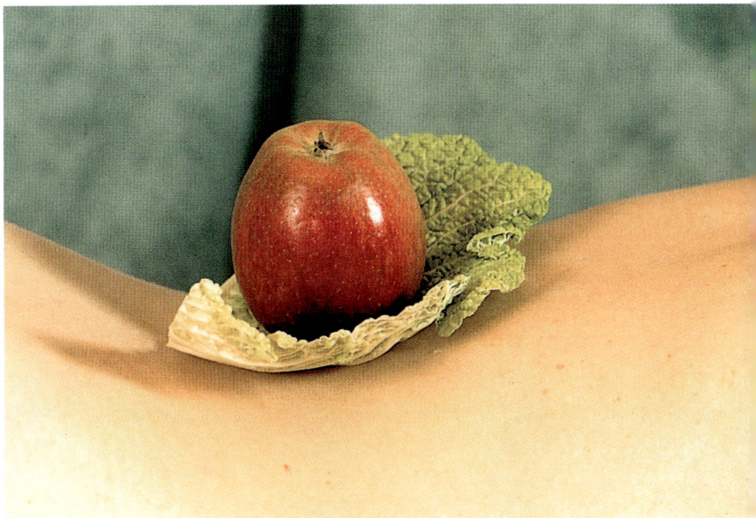

Auflage aus Pflanzenstoffen:
Hier Wirsingblatt und Apfel (stilisiert)

trockene Wärme, bei Bauchschmerzen ist deshalb ein feuchtwarmer Leibwickel sehr effektiv.

Temperierte Wickel sind körperwarm, die Temperatur beträgt also 37 Grad Celsius. Dieser Wickel entfaltet seine Wirkung nicht über den Temperaturreiz, sondern über die Heilwirkung des Zusatzes (z. B. der Zwiebel-Ohrenwickel, Kohlwickel bei Gelenkbeschwerden).

Grundsätzlich gilt: Einen kalten Körper oder einen kalten Körperteil **nie** mit einem kühlenden Wickel behandeln. Die Anwendung sollte immer als angenehm und wohltuend empfunden werden.

Man benötigt je nach Wickel:

- 1 Innentuch, das direkt der Haut aufliegt, aus Leinen oder Baumwolle. Leinen ist ideal für kühlende Wickel, Baumwolle ist für warme Wickel besser geeignet.
- 1 Zwischentuch, um das Außentuch trocken zu halten und um bei warmen Wickeln die Wärme besser zu halten, aus Baumwolle oder Heilwolle. Das Zwischentuch sollte etwas größer sein als das Innentuch.
  Heilwolle ist unversponnene, einmal gewaschene Schafwolle, erhältlich beim Schäfer, im Naturkostladen oder Wollgeschäft. Sie ist wiederverwendbar.
  Bei Neurodermitis oder Neigung zu Allergien empfiehlt es sich, die Heilwolle in Bourretteseide einzunähen.
- 1 Außentuch aus Wolle, Baumwolle oder Seide, größer als das Innen- und das Zwischentuch.

Heilende Zusätze sind beispielsweise Salz, Quark, Essig, Kohl, Kartoffel, Leinsamen, Retterspitz äußerlich, Zwiebel, ätherische Öle (verdünnt verwenden), Pflanzen- oder Früchteabkochungen u. v. m.

Wickel sollen für eine bestimmte Zeit angelegt werden, danach sollte der Patient etwa 30 Minuten nachruhen.

Wadenwickel

nur bei warmen oder heißen Waden. D. h.: Im Fieberanstieg, wenn die Körperhülle noch kalt ist, **keine** Wadenwickel machen.

Zwei Leintücher in Essigwasser oder kaltes Wasser tauchen, leicht auswringen, um beide Waden vom Fußgelenk nach oben bis zur Kniekehle wickeln. Außen herum ein Wolltuch wickeln. Tücher entfernen, bevor sie trocken und warm werden, nach etwa 10-20 Minuten. Bis zu 3-mal wiederholen.

Bei Kindern darf die Temperatur des Wickels nur wenig unter der normalen Körpertemperatur liegen, keine eiskalten Wickel.

Zwiebelwickel um den Hals

wirkt bei Halsschmerzen, auch Angina und bei beginnendem grippalen Infekt. Dazu werden klein geschnittene Zwiebeln in einer Kompresse (Apotheke) oder einem Taschentuch mit der Hand zerdrückt und auf dem Deckel eines heißen Kochtopfes erwärmt (es darf für den Patienten nicht zu heiß sein).

Der Wickel wird um den Hals gelegt, mit Heilwolle (ungesponnene, gewaschene Wolle – im Naturladen, Reformhaus oder beim Schäfer erhältlich) bedeckt und mit einem Wollschal befestigt. Man lässt den Wickel ca. 2 Stunden wirken. Danach sollte der Patient ruhen. Gehen die Halsschmerzen nach längstens 2 Tagen nicht weg, muss ein Arzt aufgesucht werden (Angina).

Brustwickel

gegen Husten, Bronchitis und **begleitend** bei Lungenentzündung. Er sollte die ganze Brust bedecken. Dazu verwendet man am besten ein Küchenhandtuch, in das man die klein gehackten Zwiebeln gibt. Mit der Hand zerdrücken, erwärmen, auf die Brust legen, mit Heilwolle bedecken und fixieren – z. B. mit einer Wollstrumpfhose, der man die Beine abgeschnitten und die man im Schritt aufgeschnitten hat (für den Kopf), sodass sie wie ein Leibchen ist. Ca. 2 Stunden wirken lassen. Danach sollte der Patient ruhen.

Leberwickel

Im Liegen am besten im Bett anwenden. Ein normales Handtuch anfeuchten und mit dem Bügeleisen erwärmen. Auf den rechten Oberbauch legen (unter den rechten Rippenbogen), darüber eine warme Wärmflasche. Körper zudecken und warmhalten.

Fußwickel

erreicht als Reflexzonentherapie unterschiedliche Organe, wirkt zum Beispiel beim Zahnen von Kleinkindern, aber auch bei Blasenkatarrh und vor allem zur Aktivierung der Abwehrkräfte. Er ist also in Zeiten der Grippe empfehlenswert. Wenn der Wickel gemacht wird, sollten die Füße allerdings warm sein – gegebenenfalls mit einem ansteigenden Fußbad (die Wärme wird durch Zugabe von heißem Wasser stufenweise gesteigert) nachhelfen. Den Fuß mit feuchtwarmem Tuch umwickeln, mit Heilwolle abdecken und Wollsocken darüber ziehen. Der Patient sollte danach ruhen.

Eine Sonderform des Fußwickels ist die

Zwiebelsocke

zur Steigerung der Immunabwehr bei beginnendem Infekt, bei Blasenreizung, bei Zahnungsbeschwerden des Kleinkindes:

- 1 fein gehackte Zwiebel in ein Leinentuch hüllen, etwas mit dem Handballen auf das Tuch drücken, sodass der Zwiebelsaft austritt, auf die Fußsohle auflegen, Wollstrumpf darüber ziehen.
- Ähnlich wirkt eine Zwiebelabreibung: Eine Zwiebel halbieren, die Fußsohle abreiben, einen Wollstrumpf darüber ziehen.

Ohrenwickel

wirkt bei Ohrenweh, das vor allem für Kinder sehr schmerzhaft sein kann. Dazu wird ein so genannter Schlauchverband (aus der Apotheke) mit klein gehackten, rohen Zwiebeln gefüllt, die Enden werden mit Faden abgebunden (ist kein Schlauchverband verfügbar, kann man auch mit einem Taschentuch improvisieren!). Der angewärmte Wickel wird so um das Ohr herum gelegt, dass er hinter dem Ohr anliegt. Mit Heilwolle bedecken. Eine Wollmütze darüber ziehen. Zwei Stunden wirken lassen. Danach sollte der Patient ruhen.

Kohlwickel

Bei Gelenkbeschwerden. Wenn eine länger andauernde Entzündung besteht, sollte der Wickel warm aufgelegt werden, bei akuter Entzündung lauwarm bis kühl. Ein oder mehrere Kohlblätter mit einer Flasche auswallen, sodass der Saft austritt, auf das betroffene Gelenk auflegen (warmen Wickel zunächst auf einem umgedrehten Topfdeckel über siedendem Wasser erwärmen), mit einem trockenen Tuch und/oder Heilwolle abdecken.

Inhalation

Das Heilmittel in einer Schüssel mit kochendem Wasser oder Tee übergießen, auf einen Tisch stellen. Sodann Kopf mit einem Tuch überdecken, das Gesicht über die Schüssel halten und die aufsteigenden Dämpfe einatmen. *Vorsicht!* Besonders bei Kindern aufpassen, da Gefahr der Verbrühung.

Inhalation

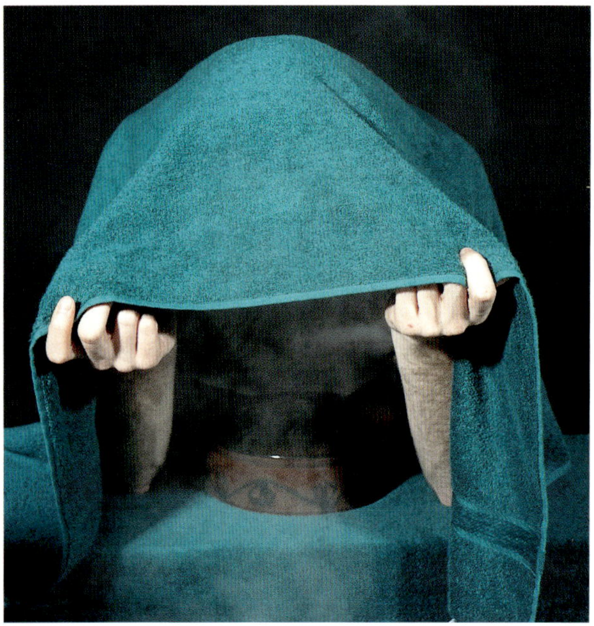

2 x/Tag 10-15 Minuten inhalieren, solange die Beschwerden andauern, 20 Minuten nachruhen.

- Inhalation mit 2 l Schwarztee (lange ziehen lassen), 1 Prise Kochsalz und 1 EL Olivenöl (bei Erkältung, Nebenhöhlenentzündung, Halsweh, Bronchitis: antientzündlich, schleimlösend, beruhigend)
- oder 2 l kochendes Wasser mit 1 bis 2 klein geschnittenen Zwiebeln (bei Schnupfen, Husten, Nebenhöhlen, Bronchitis: stark antibakteriell, antiviral, entzündungshemmend)
- oder 2 EL Meersalz (Erkältung, Nebenhöhlen, Bronchitis: stark schleimlösend)
- oder 2 EL Thymian (bei Husten: desinfizierend, krampflösend)
- oder 2 EL Salbei (bei Entzündung im Mund, Luftwege, Bronchitis: desinfizierend, entzündungshemmend)

Kirschkernsäckchen

Das Kirschkernsäckchen eignet sich hervorragend zur Behandlung von Schmerzen, Verspannungen, Unruhezuständen bei Kindern u. v. m. Es kann heiß (Wärmen auf einem umgedrehten Topfdeckel über Dampf) oder kalt (aus dem Gefrierfach) sowie zimmertemperiert angewendet werden.
Zur Herstellung benötigt man ein Stück Baumwoll- oder Leinenstoff in der gewünschten Größe des Kissens sowie gereinigte trockene Kirschkerne. Man näht ein Kissen und füllt es nach Belieben mehr oder weniger fest mit den Kernen auf.
Das Kirschkernsäckchen kann zur Massage, als Auflage oder als Schmusekissen verwendet werden.

Methoden der Pflanzentherapie

Salben

Eine Salbe besteht im Wesentlichen aus fettgelösten medizinisch wirksamen Bestandteilen und einer Salbengrundlage, die idealerweise ebenfalls medizinisch wirksam ist. Eine ideale Salbengrundlage ist Bienenwachs. Im Gegensatz zu einer Creme enthält eine Salbe kein Wasser.

Herstellung einer Salbe

25 g	Wachs
100 ml	Speiseöl oder das entsprechende Kräuteröl
60 g	getrocknetes Kraut oder
15 g	frisches Kraut (z. B. Johanniskraut)

Öl, Wachs in kleinen Stücken im Wasserbad schmelzen lassen, sehr fein zerkleinerte Kräuter einrühren, 5 Minuten sieden lassen, dann etwa 1-2 Stunden köcheln, bis die Kräuter rösch sind, durch ein Tuch in ein Gefäß abseihen, Tuch auspressen, in saubere Glasbehälter abfüllen, gut verschließen, etikettieren, kühl aufbewahren.

Creme

Im Gegensatz zur Salbe besteht eine Creme aus Wachs, Fett oder Öl, die mit Hilfe von Wasser und einem Emulgator zu einer einheitlichen Emulsion verbunden werden. Als Emulgatoren empfehlen sich Bienenwachs, Wollfett (Lanolin: Vorsicht Allergien!).

Im Gegensatz zu einer Salbe kühlt die Creme und dringt in die Haut ein. Sie eignet sich auch für entzündete und nässende Hautstellen sowie auch für feuchte Körperstellen z. B. in der Leiste oder unter der Brust.

Herstellung einer Ringelblumencreme

75 g	Bienenwachs
30 ml	Glyzerin
40 ml	Wasser
15 g	getrocknetes Kraut (Blüten und Blätter)

Wachs und Wasser in eine Schüssel füllen und im Wasserbad schmelzen, Glyzerin Kräuter zufügen und 3 Stunden unter ständigem Rühren simmern lassen, durch ein Tuch abseihen und so lange rühren bis die Salbe erkaltet ist. Mit Spatel in Glasnäpfe füllen, zuerst die Innenwand bestreichen, dann das Innere füllen.

Im Gegensatz zu einer Salbe ist eine Creme leicht verderblich. Cremes sollten daher im Kühlschrank aufbewahrt werden. Sie halten dort mehrere Monate.

Öle

Man unterscheidet die kalte und die heiße Herstellung.

Beinwell, Sternmiere und Rosmarin werden mittels der heißen Herstellung zu Öl verarbeitet; Ringelblume, Johanniskraut, Rosenöl und Jasminöl mittels der kalten Herstellung.

Beide Herstellungsarten siehe *Schleimbeutelentzündung*.

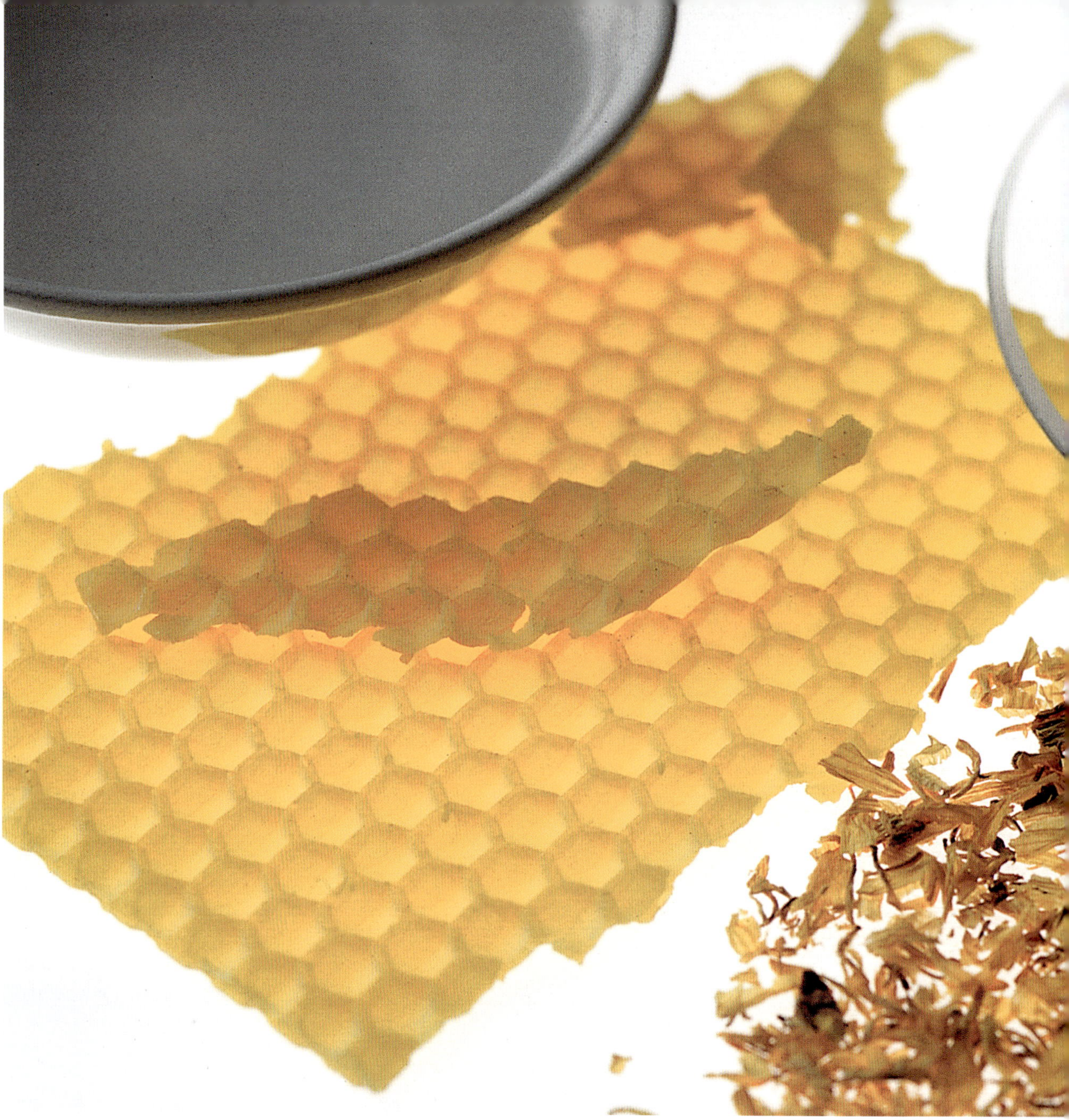

Herstellung von Aufgussöl
Aufgussöl: 250 g getrocknete oder 750 g frische Beinwellwurzeln und Blätter mit 500 ml Sonnenblumenöl in eine Glasschüssel geben und im Wasserbad 3 Stunden simmern lassen. Durch ein geeignetes Tuch (z. B. Windel oder Mulltuch) abseihen und nach dem Erkalten in eine geeignete dunkle Flasche füllen.

Tinktur

Die medizinischen Wirkstoffe der Pflanzen können mit Alkohol aus den Pflanzenteilen gelöst werden. Der Alkohol spielt dabei außerdem die Rolle eines Konservierungsmittels, deshalb kann eine Tinktur bis zu 2 Jahren aufbewahrt werden. Handelsübliche Tinkturen werden mit Äthylalkohol (normaler Trinkalkohol) hergestellt, für den Hausgebrauch eignet sich vor allem der sehr reine Alkohol des Wodka.
Tinkturen können anstelle von Tees eingenommen werden, z. B. 10 Tropfen auf 1 Glas Wasser, bis zu dreimal täglich einnehmen.

Herstellung einer Salbeitinktur
500 ml Wodka 37,5 %
150 ml Wasser
200 g getrocknete oder
600 g frische Salbeiblätter
Die Blätter in ein verschließbares Glasgefäß geben (Schraubglas) mit dem Wodka und dem Wasser übergießen und verschlossen 2 Wochen kühl stellen

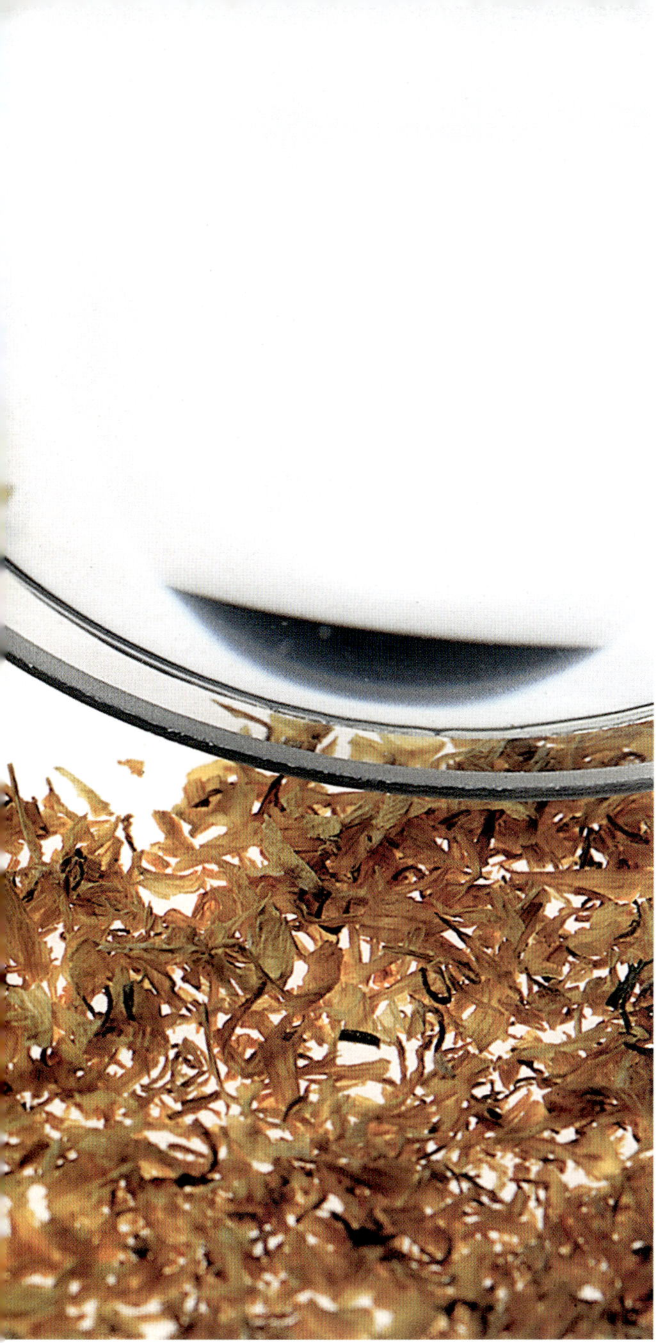

Zutaten für eine Ringelblumencreme

Rosmarin

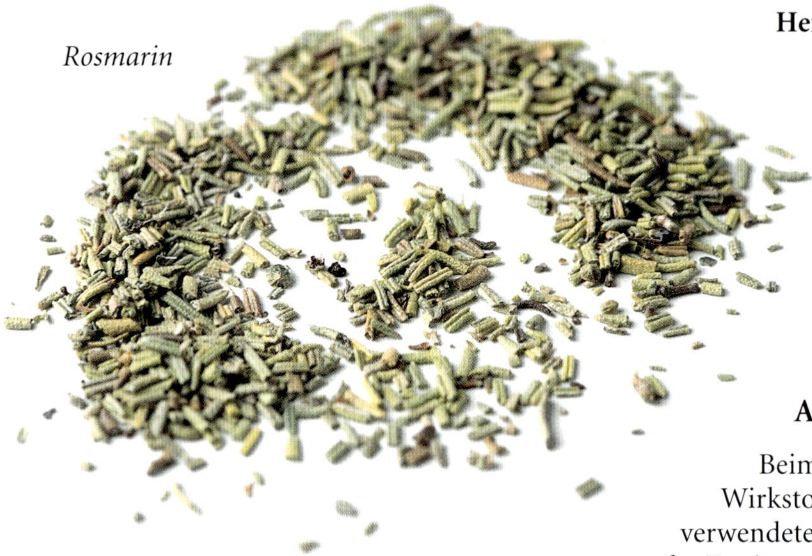

Herstellung eines Aufgusses
ca. 1 TL Pflanzenteile auf eine Tasse Wasser, 5 bis 15 Min. ziehen lassen (hängt von der verwendeten Pflanze ab), abseihen, ungesüßt oder gesüßt 3-mal eine Tasse über den Tag trinken. Aufguss sollte jeden Tag frisch zubereitet werden.

(Keller). Von Zeit zu Zeit schütteln. Dann durch ein geeignetes Tuch abfiltern, dieses zum Schluss gut auswringen (Das »Letzte« ist das »Beste«!) und die Tinktur in einer dunklen Glasflasche aufbewahren. Etikettieren mit Datum!!

Aufguss

Wasser aufkochen, 2 Minuten stehen lassen.
Aufguss wird durch das Übergießen von medizinisch wertvollen Pflanzenteilen (Blätter, Blüten, Früchte oder Wurzeln) mit nicht mehr kochendem Wasser hergestellt. Wichtig: das Gefäß, in dem der Aufguss hergestellt wird, muss luftdicht abgedeckt sein und die Abdeckung sollte durch das Darüberlegen eines Tuches warmgehalten werden. Heiß oder kalt trinken.

Absud

Beim Absud werden der Pflanze mehr Wirkstoffe entzogen als beim Aufguss. Die verwendeten Pflanzenteile sind vor allem Wurzeln, Zweige und Beeren. Sie werden im kalten Wasser angesetzt und allmählich zum Kochen gebracht und müssen dann bis zu einer Stunde köcheln. Abseihen, heiß oder kalt trinken oder als Kompresse verwenden.

Sirup

Sirup dient der Haltbarmachung von Aufguss und Absud, wird von Kindern gern genommen und ist ein gutes Hustenmittel.

Herstellung von Honig-Zwiebel-Sirup
Honig im Wechsel mit Zwiebelringen in ein Glas schichten, über Nacht stehen lassen, Sirup abgießen und in Flaschen an einem kühlen dunklen Ort aufbewahren.
Erwachsene 3-mal 1 EL
Kinder 3- bis 6-mal 1/2-1 TL

Herstellung von Rettich-Kandis-Sirup
Einen wenn möglich schwarzen Rettich aushöhlen, mit Kandiszucker auffüllen. Aufrecht in ein enges Glas stellen, über Nacht ziehen lassen. Sirup löffelweise mehrmals täglich einnehmen. Hält sich einige Tage in einem kühl gestellten Gefäß.

Sirup lässt sich auch wie folgt herstellen
Gleiche Menge Aufguss, gleiche Menge Honig, Kandis oder Rohzucker in einem Topf gemeinsam erhitzen, bis sich der Zucker vollständig aufgelöst hat, abkühlen lassen, in eine dunkle Glasflasche füllen und mit einem dichten Kork verschließen, etikettieren mit Datum.

Ergänzende Heilmethoden

Schröpfen

Die Methode des Schröpfens, die heute weitgehend in Vergessenheit geraten ist, dient insbesondere der Ableitung gestauter Energie aus einem Körperteil, z. B. aus verkrampften Muskelpartien, wie sie bei Beschwerden des Bewegungsapparates auftreten.
Notwendige Utensilien: Schröpfköpfe, ersatzweise ein sich nach oben verjüngendes Glas, Weingeist (70 - 90 %), Watte, Streichholz.

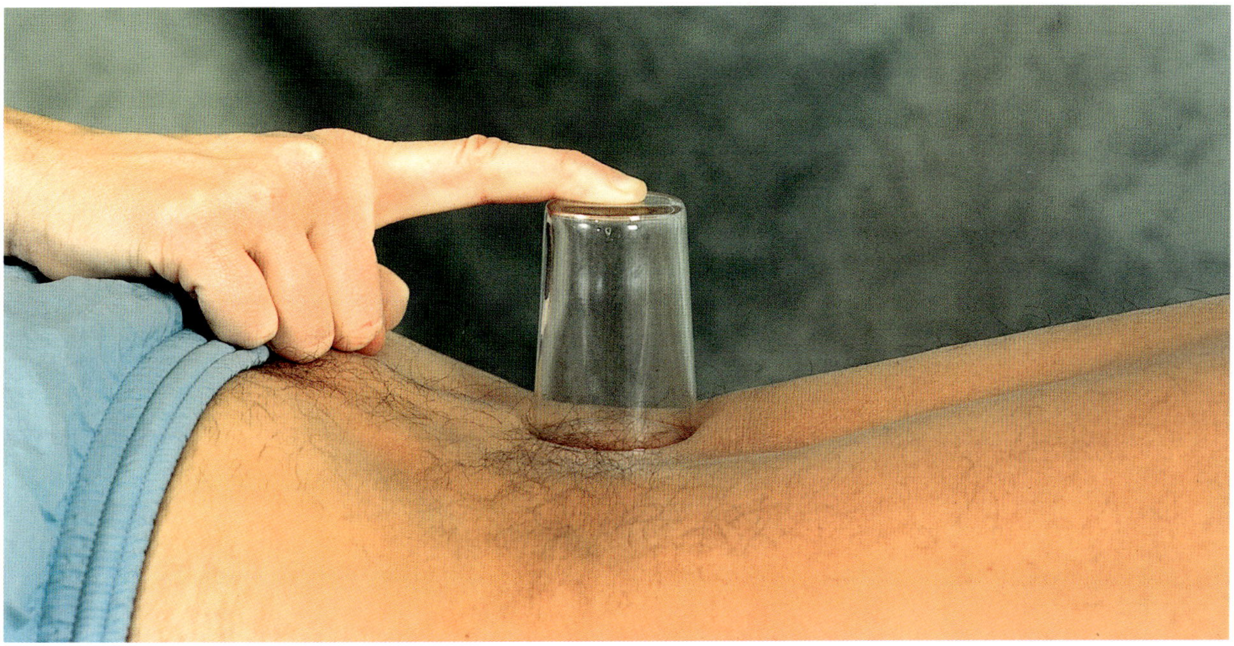

Schröpfen

Die Watte mit Weingeist befeuchten, mit einer Pinzette (Vorsicht, wird heiß) brennend in das Glas halten, nach ca. 10 Sekunden die Watte aus dem Glas entfernen und das Glas mit der Öffnung nach unten auf die Haut über der Muskelverspannung aufsetzen. Vorsicht, Glasrand zuvor auf Temperatur prüfen, um Verbrennungen zu verhindern. Das Glas saugt sich an, nach 10 Min. abnehmen.

Homöopathie

Die homöopathische Idee ist: Gleiches mit Gleichem behandeln. Was ein Stoff beim Gesunden an körperlichen oder geistigen Veränderungen hervorruft, entspricht den Krankheitssymptomen, die mit diesem Stoff behandelt werden können. Zum Beispiel die Zwiebel ruft Augentränen und dünnflüssige Nasenabsonderungen hervor, die denen des Fließschnupfens ähneln. Somit eignet sich das homöopathische Medikament Zwiebel (= Allium cepa) u. a. dazu Fließschnupfen zu behandeln.
Als ganzheitliche Therapie geht die Homöopathie allerdings nicht auf Einzelsymptome, sondern auf die Gesamtheit der Symptome. Entscheidend ist die Wahl der homöopathischen Potenz. Niedrige Potenzen (bis zur zwölften Potenz: D12) wirken besonders im stofflichen d. h. körperlichen Bereich. Hohe Potenzen (ab der dreißigsten Verdünnungsstufe: D30) wirken insbesondere im geistig-seelischen Bereich. Niedrige Potenzen wirken kurz, können stündlich bis täglich eingenommen werden. Hohe Potenzen wirken lange und sollten nur nach Rücksprache mit einem in der Homöopathie erfahrenen Arzt angewandt werden. Deshalb empfehlen wir in diesem Buch nur niedrige Potenzen.
Homöopathische Medikamente werden in drei Darreichungsformen hergestellt: Tropfen, Globuli (= Streukügelchen) und Tabletten. Da die Tropfen alkoholische Lösungen sind, kann es Gründe geben, Globuli oder Tabletten vorzuziehen.
Homöopathische Arznei sollte in die Wangentasche gelegt werden, damit das Mittel über die Mundschleimhaut aufgenommen werden kann. Nicht gleichzeitig Kaffee trinken, aromatischen Tee (z. B. Pfefferminztee) trinken, oder kurz zuvor oder danach Zähne putzen, da das Mittel unwirksam werden könnte. 5 Tropfen = 5 Globuli = 1 Tablette.
Bei akuten Erkrankungen sollten Homöopathika (D2 bis D12) stündlich eingenommen werden bis Besserung eintritt, danach 1- bis 2-mal / Tag. Wirkungsvoll ist es, das Mittel in der Akutphase in 1/2 Glas Wasser zu verschlagen. Dazu das Mittel in Wasser geben, mit einem Löffel (nicht Metall) 10 x verschlagen, löffelweise einnehmen.

Akupressur

Entstammt der asiatischen Medizin und wirkt durch Harmonisierung des Energieflusses.
Entscheidend ist es, den richtigen Punkt zu finden. Dieser ist schmerzempfindlicher als seine Umgebung und daher durch Ertasten zu finden. In der Regel wird mit dem Zeigefinger ein unterschiedlich starker Druck massierend auf diesen Punkt während etwa 1 Minute ausgeübt. Auch das einfache feste Drücken (30 bis 60 Sekunden) ist wirksam.

Krankheiten von A bis Z

Abszess

Ein Abszess ist eine abgekapselte Eiteransammlung. Ein Abszess der Haut heißt Furunkel. Mehrere zusammenfließende Furunkel heißen Karbunkel. Abszesse entstehen durch Entzündung bakterieller Infektionen des Haarbalges. Einseitige fleischreiche Ernährung oder eine Zuckerkrankheit können eine Rolle spielen, auch Neigung zu übermäßiger Schweißbildung und Übergewicht. *Vorsicht!* Bei Furunkeln im Gesicht und im Kopfbereich nicht selbst drücken. Bei Infektion besteht Lebensgefahr!

Ernährung
Empfehlenswert ist eine Überprüfung der Ernährungsgewohnheiten:
- Weniger Fleisch, weniger Süßigkeiten, weniger tierisches Fett!
- Vom Arzt Diabetes und Fettstoffwechselstörungen ausschließen lassen!
- Medizinische Hefe, 6 g pro Tag essen.

Hausmittel
- Eine Sauerteigauflage (Weizenmehl) weicht auf und zieht den Eiter zusammen.
  oder:
- Bei starker Entzündung: Weizenmehl mit Wasser zu einem dünnen Teig verrühren und aufkochen, dann so viel Honig, wie die Hälfte des Teiges beifügen und den Brei so warm als möglich auf den Abszess legen.
  oder:
- 1 bis 2 EL Joghurt oder Magerquark mit einem halben TL frisch gemahlenem schwarzen Pfeffer vermischen und auf den Abszess auftragen. Die Auflage zieht den Eiter aus.
  oder:
- Eine Bananenschale mit der Innenseite auf den Furunkel auflegen.

Adnexitis (Eierstock-, Eileiterentzündung)

Entzündung der Eileiter, Eierstöcke und Bänder im kleinen Becken, häufig mit Fieber, Unterbauchschmerzen, Krankheitsgefühl.

Ursache
Infektion über Scheide, Blutbahn, Lymphbahn, begünstigt durch häufig wechselnde Sexualpartner, aber auch durch Kupfer-Intrauterin-Spirale.

Vorsicht! Arzt aufsuchen, da Gefahr von Verwachsungen, Verklebungen im Becken, Sterilität, Zyklusstörungen, schmerzhafter Regelblutung besteht.

Lebensweise
Warme Bekleidung, absolute körperliche Schonung und Ruhe, am besten Bettruhe, leichte Kost, für Verdauung sorgen, eventuell Einlauf, eventuell Darmsanierung

Physikalische Therapie

Umschläge mit Tonerde: Tonerde mit lauwarmem bis kaltem Wasser zu einer Paste rühren, mit einem Holzlöffel messerrückendick auf die Haut auftragen, mit Tuch bedecken. Nach dem Abtrocknen die Tonerdeschicht abziehen und wegwerfen.

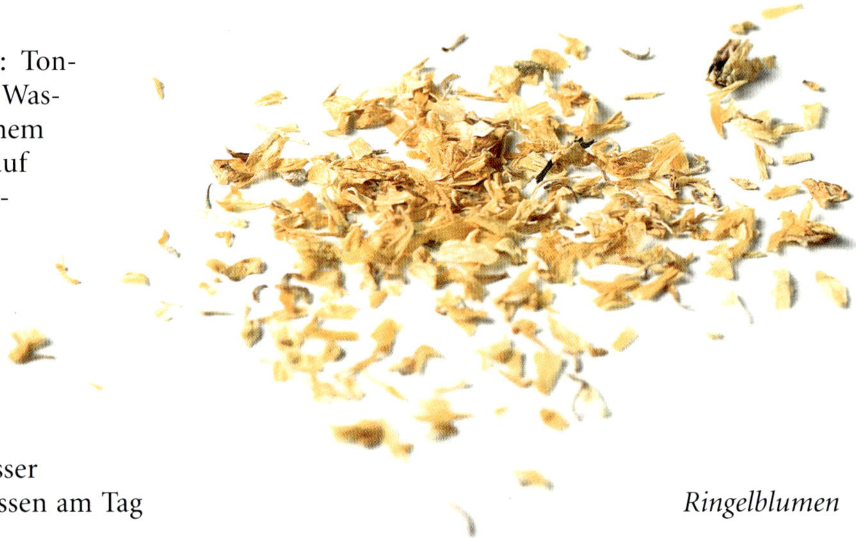

Ringelblumen

Phytotherapie

- Küchenschelle (Pulsatilla)
  5 g mit 1 l kochendem Wasser überbrühen, zwei bis drei Tassen am Tag trinken oder
- Schlüsselblume 1 TL auf 1 Tasse kochendes Wasser, 2 bis 3 Tassen pro Tag.

Vorsicht! Nicht im Gesicht drücken! Bei Infektion besteht Lebensgefahr! Außerdem besteht die Gefahr der Narbenbildung!

Ernährung

Wie bei *Abszess*

Phytotherapie

Kräutertee (innerlich):

Walnussblätter	30 g
Stiefmütterchenblätter	20 g
Löwenzahnwurzeln	20 g
Erdrauchblätter	20 g
Brennnesselblätter	20 g
Ringelblumenblüten	10 g

3-mal täglich 1 TL dieser Mischung mit einer Tasse kochendem Wasser überbrühen, 5 Minuten ziehen lassen, abseihen, mit Honig gesüßt nach den Mahlzeiten trinken.

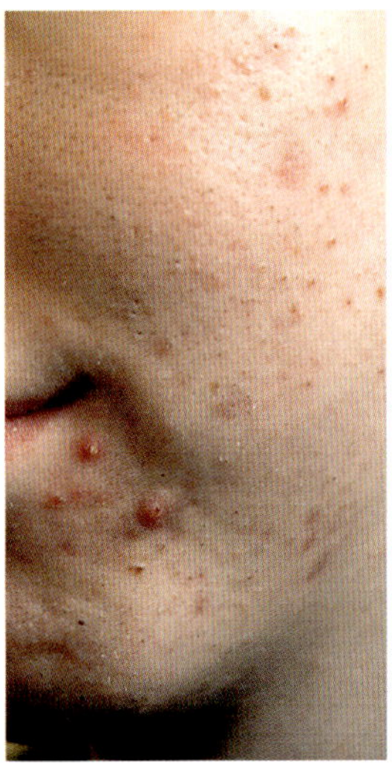

Akne

Akne sind Pusteln, Hautunreinheiten, die vor allem im Gesicht, auf dem Rücken, im Dekolletee sowie auf dem Gesäß auftreten. Ihre Ursache sind verstopfte und entzündete Talgdrüsen. Bei schweren Formen der Akne beim Arzt Rat suchen.

Akne

Gesichtsdampfbad:

Kamillenblüten	20 g
Rosmarinblätter	20 g
Lavendelblüten	20 g
Arnicablüten	20 g
Walnussblätter	20 g

1-2 TL dieser Mischung in 1 Liter Wasser aufkochen. Gesicht 10-15 Minuten über den Dampf halten. Anschließend Gesicht mit Hamameliswasser abtupfen und reinigen.

Hausmittel

- Zwiebel halbieren und mit der halben Zwiebel bzw. ihrem Saft unreine Haut abreiben.
  oder:
- Auflage aus Weizenkleie, Joghurt, Natron und Gurkenschale machen. Nach ca. 20 Minuten mit lauwarmem Wasser abspülen.
  oder:
- Mit Propolistropfen oder Teebaumöl die Unreinheiten betupfen.

Alkoholvergiftung

Physikalische Therapie

Wirksamer als Rollmops und saure Gurke bei der Behandlung des Katers ist ein Einlauf mit 1 Liter körperwarmem Wasser. Man braucht dazu einen Klistierbehälter, der im Sanitätshaus und in der Apotheke erhältlich ist. Er ist auch in anderen Fällen nützlich und gehört als Utensil in jede Hausapotheke. Mit dem Einlauf werden giftige Abbauprodukte des Alkohols z.B. Ameisensäure ausgeschieden.

Phytotherapie

Eine erste Hilfe beim Auftreten der Symptome Bewusstseinstrübung, Probleme bei der Artikulation, Unklarheit des Denkens besteht im Trinken von einer oder mehreren Tassen Lindenblütentee oder Schwarztee mit Zitrone und Kandiszucker. *Vorsicht!* Es werden nur Symptome behoben, der Alkoholspiegel bleibt unbeeinflusst! Fahruntüchtigkeit!

Homöopathie

Nux vomica globuli D6: Man nimmt 3 Globuli in die Wangentasche und lässt sie dort, bis sie

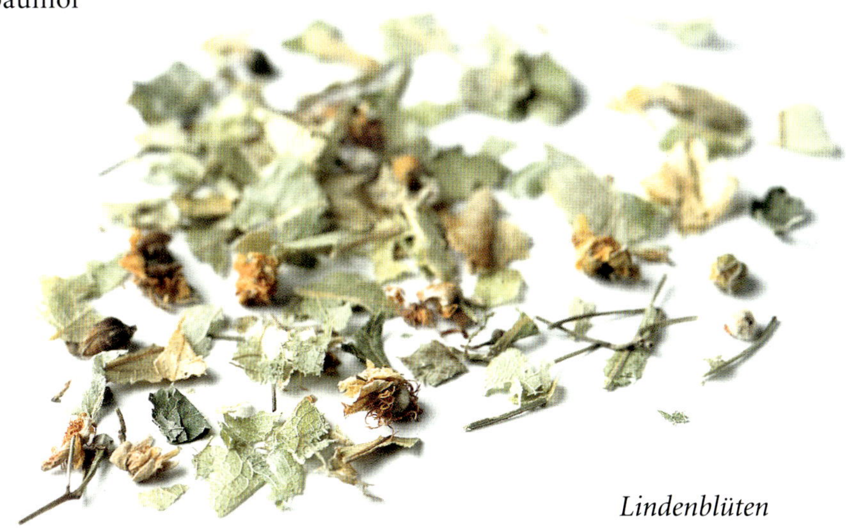

Lindenblüten

verschwunden sind. Nicht gleichzeitig mit Kaffee anwenden, da sonst wirkungslos.

Allergien

Allergien sind überempfindliche Reaktionen des Körpers auf einen Auslöser (Allergen) aus der Luft z. B. Blütenpollen (siehe Heuschnupfen), Tierhaare, aus Nahrungsmitteln z. B. Erdbeeren, Äpfel, Haselnüsse, Fische, Schalentiere, bei Kontakten z. B. mit Nickel, Kupfer gewissen Salbengrundlagen, Parfüms etc.

Ernährung

Als Therapiebeginn vor allem bei Nahrungsmittelallergien empfiehlt sich zunächst 1 Woche Heilfasten mit Gemüsebrühe. Dann Ernährungsaufbau unter Vermeidung der allergieauslösenden Nahrungsmittel.

Ziel ist eine basenreiche Vollwertkost als möglichst einfache naturbelassene Ernährung unter Vermeidung von Fertigprodukten, Konserven (Zusatzstoffe), Zucker, Wurst, fettem Fleisch. Das Immunsystem soll gestärkt, die Allergene sollen ausgeschaltet werden. (Siehe auch *Stärkung des Immunsystems!*)

Phytotherapie

Zur Stoffwechselanregung empfiehlt sich folgender Tee:

Johanniskraut	30 g
Dulcamara	20 g
Löwenzahnwurzel und Löwenzahnblätter	30 g
Brennnesselblätter	20 g

1 TL der Mischung mit einer Tasse kochendem Wasser überbrühen, 15 Minuten ziehen lassen. 3-4 Tassen über den Tag verteilt trinken. Als Kur anwenden!

Angina tonsillaris (eitrige Mandelentzündung)

Bei Angina tonsillaris sind die Rachenmandeln entzündet. Die Folge sind Halsschmerzen und Schluckbeschwerden (Angina = Enge). Unter Umständen mit Eiterbildung: Weiße Pünktchen auf den Mandeln.
Vorsicht! Da eine Angina tonsillaris zu schweren Folgekrankheiten führen kann, sollte man unbedingt einen Arzt aufsuchen! Die nachfolgenden Mittel sind für die Zeit vor dem Arztbesuch und eventuell zur Unterstützung der ärztlichen Maßnahmen!

Physikalische Therapie

- Gurgeln mit Kochsalzlösung (1 Messerspitze Salz auf 1 Glas warmes Wasser)
- Gurgeln mit Salbeitee (5-6 Salbeiblätter mit einer Tasse kochendem Wasser überbrühen und 10 Minuten ziehen lassen). Noch lauwarm zum Gurgeln verwenden. Bei akuten Beschwerden stündlich gurgeln.
  oder:
- Mit Schwarztee gurgeln (Schwarztee zu normaler Trinkstärke überbrühen, 5 Minuten ziehen lassen. 1 Messerspitze Salz beifügen und einige Tropfen

Olivenöl). Mit Tee von normaler Trinktemperatur gurgeln.
oder:
- Mit einem halben Trinkglas Schnaps z. B. Obstbrand oder Hefeschnaps gurgeln.

Inhalationen
- Inhalation von Kamillenteedämpfen. (In einer Schüssel 4 EL getrocknete Kamillenblüten mit 2 Liter kochendem Wasser überbrühen.) Die Dämpfe einatmen, am besten unter einem Badetuch, das den Kopf des Patienten und die Schüssel bedeckt. Oder:
- Inhalation der Dämpfe, die von einem Sud aus abgekochten Zwiebeln aufsteigen (2 klein geschnittene mittelgroße Zwiebeln mit 2 Liter Wasser überbrühen).
oder/und:

Wickel
- Halswickel mit Quark. Er wirkt schmerzlindernd, abschwellend und entzündungshemmend. (250 g Quark fingerdick auf ein Geschirrtuch streichen, um den Hals legen und mit einem Wollschal befestigen.)
oder:
- Halswickel mit warmem Leinsamenbrei. (Leinsamen mit warmem Wasser anrühren, fingerdick auf ein Geschirrtuch streichen und um den Hals legen.)

Hausmittel
Zwiebeltee: 1 mittelgroße Zwiebel klein schneiden und in 1/4 l Wasser eine Viertelstunde kochen, auf Trinktemperatur abkühlen lassen. 4-6 Tassen auf den Tag verteilt trinken.

Homöopathie
Wenn die Schluckbeschwerden bis in die Ohren ausstrahlen:
Phytolacca D6 Tropfen oder Globuli
5 Tropfen oder 3 Globuli in der Backentasche so lange wie möglich halten. (siehe auch *Erkältung*)

Angina pectoris

Wörtlich: Brustenge. Keine Krankheit, sondern Hinweis auf Funktionsstörung im Bereich des Bewegungsapparats, der Speiseröhre, des Herzens. Die entsprechenden Schmerzen können auf Schultern, Arme, Rücken, Oberbauch ausstrahlen. Der Arzt muss zunächst einmal klären, welches die tatsächliche Ursache ist.
Handelt es sich um das Zeichen einer Krankheit der Herzkranzgefäße, so sollte man gegebenenfalls begleitend zur medikamentösen Therapie an folgende Maßnahmen denken:

Lebensstil
Umstellung: Vermeiden von Stress, Reduzierung des Gewichts bei Übergewicht, Normalisierung der Blutfette, Einschränkung des Alkoholgenusses, Vermeiden von Nikotin.
Tägliches aktives Bewegungsprogramm.
Anstreben einer positiven Lebenseinstellung, Gewinnen einer inneren Ausgeglichenheit.

Physikalische Therapie
- 1 EL Arnicatinktur in 1/4 Liter warmes Wasser geben. Ein Taschentuch damit tränken und auf

die Herzgegend legen. Mit einem Handtuch abdecken.
- Herzgegend mit Franzbranntwein oder Schnaps einreiben.
- Ansteigende Armbäder machen: Vor ein Waschbecken sitzen und die Arme bis zur Mitte des Oberarms eintauchen, mit handwarmem Wasser anfangen und während 12 bis 15 Minuten die Temperatur allmählich auf 39 Grad erhöhen.
- Einreiben mit kaltem Franzbranntwein im Bereich der Brustwirbelsäule.
- Feuchtwarme Wickel um den Brustkorb: Feuchtes Handtuch mit dem Bügeleisen erwärmen und um den Brustkorb schlingen. Mit trockenem Handtuch bedecken. ca. 15 Minuten.
- Warmes Fichtennadel- oder Heublumenbad.

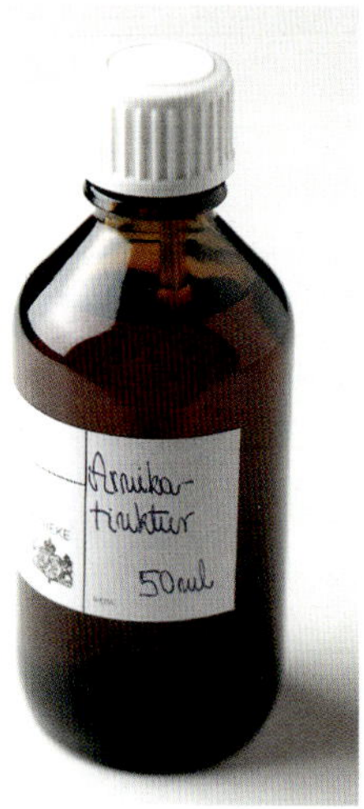

Arnicatinktur

(siehe auch *Rückenprobleme*)

Phytotherapie

Kräutertee:

Arnicablüten	10 g
Weißdornblüten	20 g
Ginsterblüten	10 g
Johanniskraut	10 g
Melissenblätter	20 g

3-mal täglich 1 TL der Mischung mit 1 Tasse kochendem Wasser überbrühen, 3 Minuten ziehen lassen, abseihen, 1/2 Stunde nach jeder Hauptmahlzeit schluckweise trinken.

Hängen die Schmerzen mit Problemen der Wirbelsäule zusammen, dann empfiehlt sich:

Homöopathie

Cactus D6: Spannungsgefühl in der Herzgegend mit Schmerz hinter dem Brustbein, Blutandrang nach dem Kopf
Crataegus D4: bei leichter Angina pectoris des Altersherzens, bestens zur Intervallbehandlung, bei niedrigem und hohem Blutdruck zur Normalisierung
Glonoinum D6: Angina pectoris mit Angst, Augenflimmern, Nackenkopfschmerz, Verschlimmerung durch Wärme, Besserung an frischer Luft

Angst und Nervosität

Angst hat etwas mit Enge zu tun, Unsicherheit in bestimmten Lebenssituationen, in großer Menschenmenge, beim Verlassen des Hauses, in dunklen Räumen, in Tiefgaragen, beim Benutzen des Fahrstuhls usw., auch Höhenangst, aber auch allgemeine Angst vor der Zukunft, vor Krankheit und Tod, vor Arbeitslosigkeit, vor Verlust der Existenzgrundlage, vor Partnerverlust usw.

Die Beschwerden sind wechselnd und vielgestaltig: Reizbarkeit, Stimmungsschwankung, rasche Ermüdung, Schlaflosigkeit, überhöhte, jedoch rasch erlahmende Aktivität, oft verbunden mit körperlichen Erscheinungen wie feuchten Händen, feuchten Füßen, Herzklopfen, Durchfall, häufigem Harndrang, Juckreiz, Schlaflosigkeit, Zuckungen der Gesichtsmuskulatur, Schwindel usw.

Ursachen
Mangel an frischer Luft, vorwiegend sitzende Tätigkeit, Fastfood-Ernährung, Genussgifte, Zusatzstoffe in der Nahrung (Emulgatoren, Stabilisatoren etc.), übertriebener Lebensstil, Schlafmangel, ungeordnete Lebensverhältnisse.

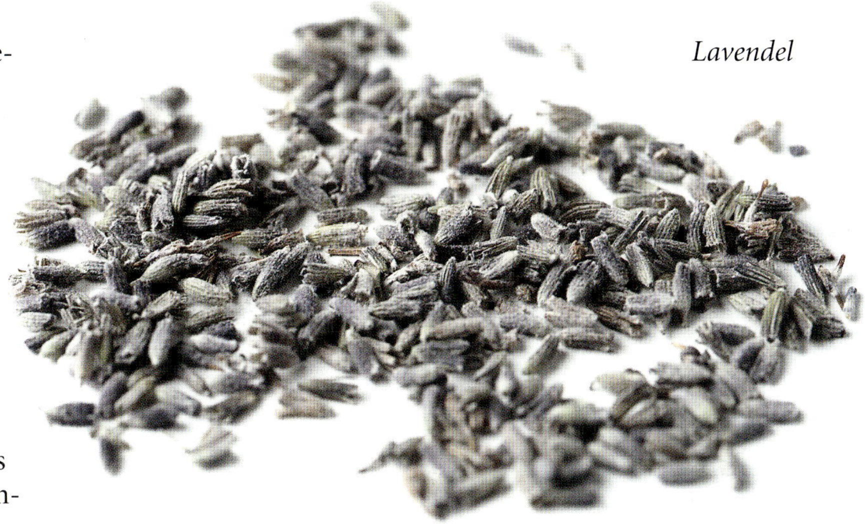
Lavendel

Lebensführung
siehe auch *Depression*
Empfehlenswert ist körperliches Ausdauertraining ohne Spitzenbelastung, viel Schwimmen.

Ernährung
siehe auch *Depression*

Physikalische Therapie
- 2-mal wöchentlich Fichtennadelvollbäder (haben nur Sinn, wenn es sich um Bäder auf der Basis echten Fichtennadelöls handelt. Keine künstlichen Duftstoffe!)
- *Bei Nervosität:* Yoga, Progressive Muskelentspannung, Autogenes Training, Qi Gong, das Pflegen positiver Gedanken, das Pflegen der inneren Ruhe und Stille.

Phytotherapie
Kräutertee bei Nervosität:

Passionsblumenkraut	20 g
Orangenblüten	15 g
Zitronenmelissenblätter	10 g
Lavendelblüten	10 g
Schlüsselblumenblüten	20 g

3-mal täglich 1 TL dieser Mischung in einer Tasse mit kochend heißem Wasser anbrühen, 5 Minuten ziehen lassen, abfiltrieren und ungesüßt oder mit Honig gesüßt schluckweise nach den Mahlzeiten trinken.

Frischpflanzentropfen zur Nervenberuhigung:

Baldriantinktur	10 ml
Hopfentinktur	10 ml
Johanniskrauttinktur	10 ml
Melissentinktur	10 ml
Passionsblumentinktur	5 ml
Lavendeltinktur	5 ml

3-mal täglich 15 - 25 Tropfen in wenig Wasser verdünnt vor dem Essen einnehmen.

Teemischung bei ängstlichen Spannungszuständen:

Johanniskraut	40 g
Pfefferminzblätter	30 g
Melissenblätter	20 g
Orangenblüten	10 g

1 TL der Mischung in 1 Tasse mit kochendem Wasser aufgießen, 2-mal täglich 1 Tasse trinken.

Kava-Kava-Tabletten (Prüfungsangst, innere Unruhe usw., keine Suchtgefahr!) nach ärztlicher Rücksprache.

Appetitlosigkeit

Von Appetitlosigkeit spricht man, wenn die Lust zum Essen fehlt. Appetitlosigkeit kann eine Selbsthilfe des Körpers sein, der sich bei einer Krankheit vor einer Überlastung schützen will. Darum sollte man sich und andere bei einer akuten Krankheit nicht zum Essen zwingen. Andererseits kann eine Appetitlosigkeit, die längere Zeit anhält, ein Hinweis auf eine Krankheit sein. Darum sollte in einem solchen Fall ein Arzt zu Rate gezogen werden. Appetitlosigkeit einfacher Art lässt sich selbst behandeln.

Lebensführung, Ernährung

Man sollte auf Folgendes achten:

- Viel Bewegung und Sport in frischer Luft.
- Eine positive und entspannte Atmosphäre bei Tisch.

Wichtig bei Appetitlosigkeit: Viel Bewegung im Freien.

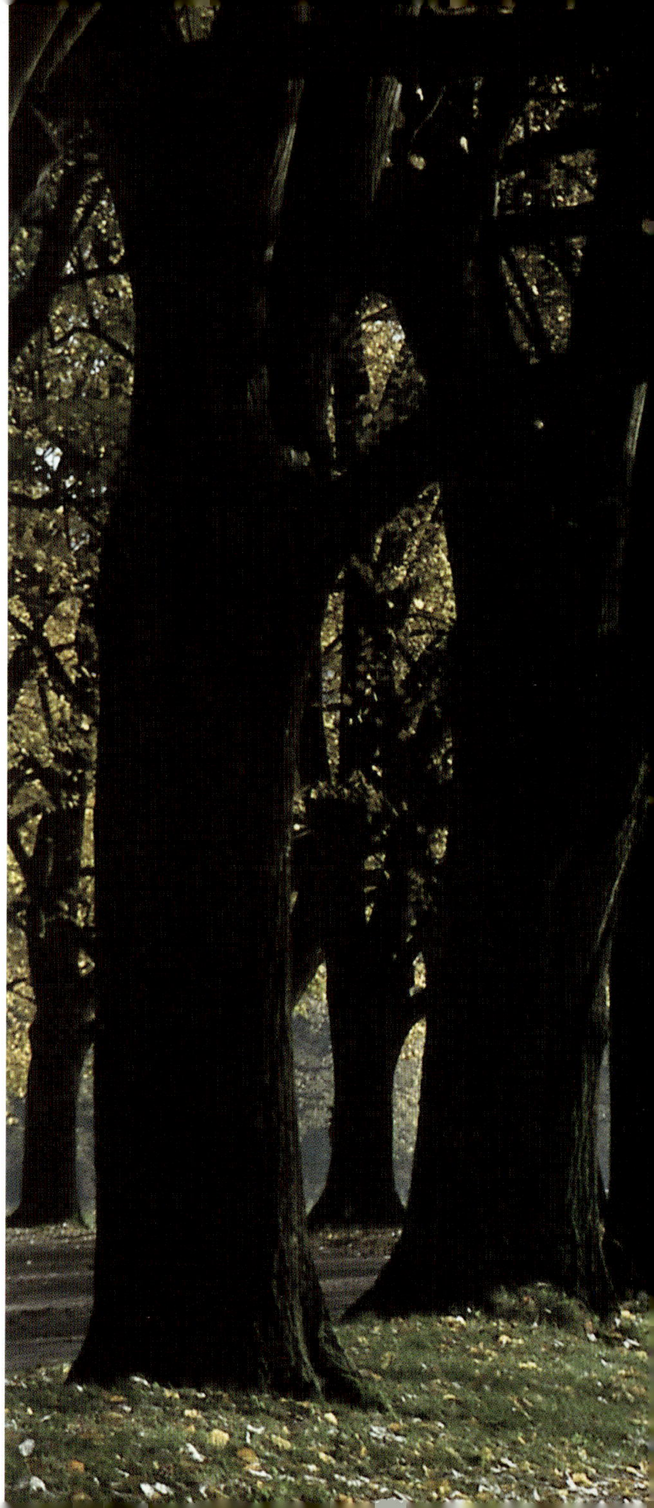

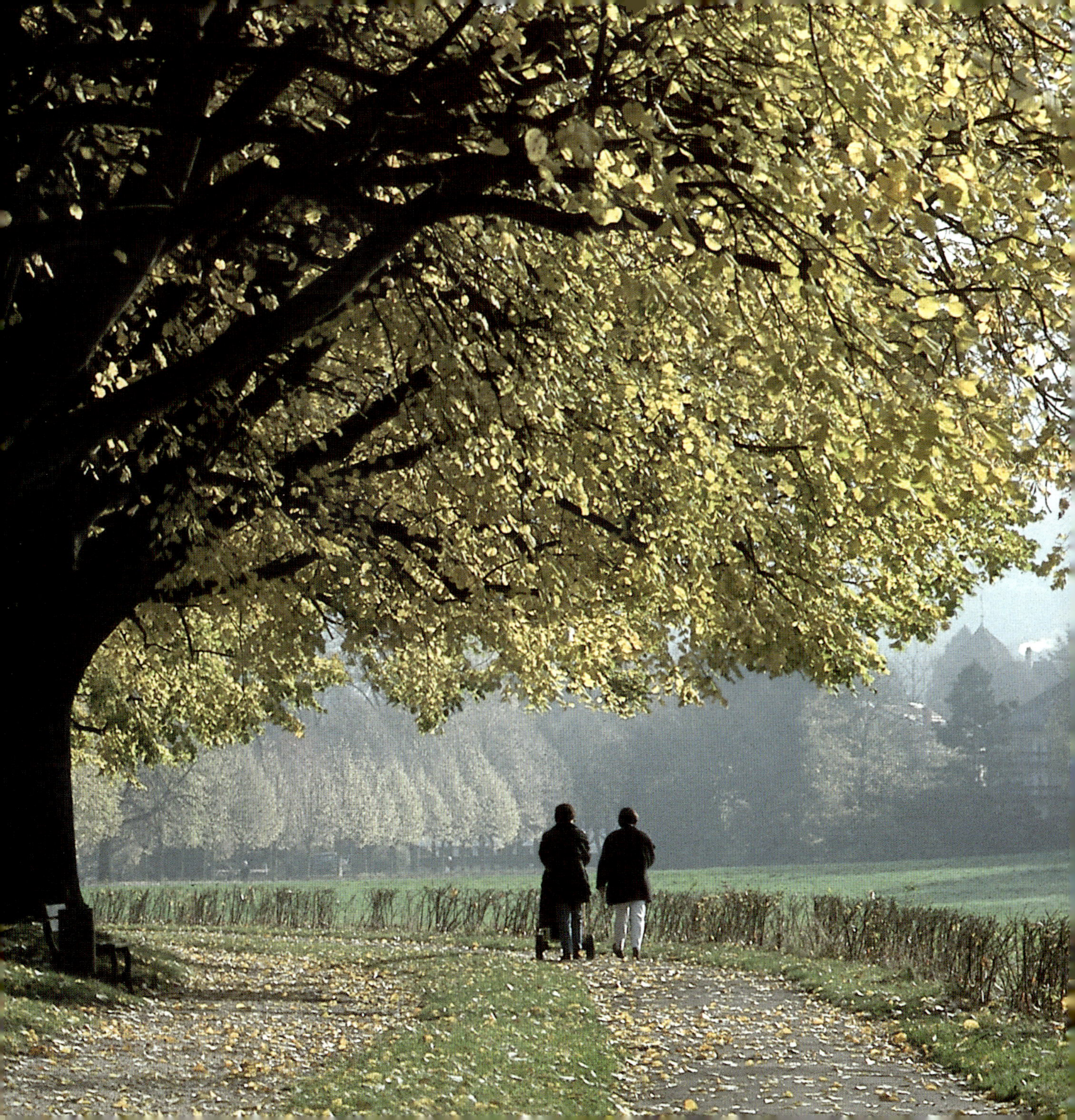

- Speisen gut zubereiten und würzen.
- Speisen appetitlich und ansprechend anrichten.
- Verzicht auf Nikotin und Süßigkeiten generell und zwischendurch.
- Einschränkung von Fleisch und Milchprodukten in der Nahrung.
- Viel Obst, Gemüse, Fruchtsäfte (wenn möglich 5-mal am Tag).

Phytotherapie

Appetitfördernder Kräutertee:

Tausendguldenkraut	10 g
Wermutblätter	20 g
Brennnesselblätter	20 g
Melissenblätter	30 g
Pfefferminzblätter	20 g

1 TL der Mischung 3-mal täglich mit einer Tasse kochendem Wasser überbrühen. 5 Minuten ziehen lassen, abseihen und mit Honig gesüßt schluckweise nach den Hauptmahlzeiten trinken.

Appetitfördernde Pflanzentropfen:

Tausendguldenkraut	10 ml
Wermuttinktur	10 ml
Brennnesseltinktur	10 ml
Melissentinktur	10 ml
Kamillentinktur	10 ml

3-mal täglich 20 Tropfen der Mischung in wenig Wasser vor dem Essen einnehmen.

Appetitfördernder Sternanistrunk:

Kardamom	10 g
Koriander	10 g
Kümmel	10 g
Ingwerwurzel	10 g
Sternanis	10 g
Melissenblätter	10 g
Gänsefingerkraut	10 g

Alles mit 10 EL Honig aufkochen, 2 Stunden abkühlen. Nach dem dritten Aufkochen und Abkühlenlassen den Trunk abseihen. Vor den Hauptmahlzeiten 1 Likörgläschen geben.

Pepsinwein (aus der Apotheke)

Arteriosklerose

Arteriosklerose, im Volksmund als Arterienverkalkung bekannt, ist die häufigste Verschleißerscheinung der Arterien. Es kommt zu einer Gefäßverengung und zu einer Erstarrung der Gefäßwand. Dabei werden Stoffe wie z. B. Cholesterin, Kalk und Blutgerinnsel abgelagert. Beschwerden treten erst bei einem fast kompletten Verschluss des Gefäßes auf und sind daher ein spätes Warnzeichen. Bei Beschwerden jeglicher Art sollte ärztliche Hilfe gesucht werden.

Kritisch ist vor allem die Durchblutung des Herzens und des Gehirns, die durch Totalverstopfung der Arterien unterbrochen werden kann. Dies führt zum Absterben bestimmter Teile der Organe (Herzinfarkt und Schlaganfall), siehe auch *Angina pectoris.*

Auch die so genannte »Schaufensterkrankheit« ist bedingt durch eine Minderdurchblutung und zwar der Beine durch Gefäßverschluss. Weitere Anzeichen von Durchblutungsproblemen sind Gedächtnis- und Konzentrationsschwächen.

Risikofaktoren können in der Lebensweise begründet sein z. B. Nikotinmißbrauch, zu fettreiche Ernährung, aber auch durch andere Erkrankungen z. B. chronische Entzündungen wie Rheuma, hoher Blutdruck, Störungen des Fettstoffwechsels, Zuckerkrankheit. Auch die Veranlagung spielt eine Rolle.

Lebensführung, Vorbeugung

Behandlung chronischer Krankheiten: Diabetes, Bluthochdruck, Fettstoffwechselstörungen, Vermeiden von Stress, Reduktion des Gewichts, Normalisierung der Blutfette, Einschränkung des Alkoholgenusses, Vermeiden von Nikotin. Tägliches Bewegungsprogramm. Anstreben einer positiven Lebenseinstellung, Gewinnen einer inneren Ausgeglichenheit.

Ernährung

Einmal wöchentlich sollte der Ernährungsplan Tiefseefisch (Makrele, Hering, Dorsch) vorsehen, wegen den so genannten Omega-3-Fettsäuren, die in diesen Fischen enthalten sind und die das Blut dünnflüssig machen. Omega-3-Fettsäuren sind auch u. a. in Rapsöl und in Wildfleisch enthalten.
Darüber hinaus muss man darauf achten, dass bei der täglichen Aufnahme von Fett die empfohlene Fettmenge von 70 bis 80 Gramm nicht überschritten wird.
Problematisch sind vor allem die unsichtbaren sowie die gehärteten Fette, die in Fastfood und Snacks enthalten sind, vor allem aber in Wurst und Käse. Diese Nahrungsmittel sollte man meiden auch wegen dem hohen Salzgehalt. Generell sollte man wenig Salz, das Wasser in den Geweben bindet, verwenden, siehe auch *Übergewicht*.

Fünfmal am Tag sollte etwas »Grünes, Gelbes oder Rotes« (Früchte, Gemüse) gegessen werden.
Walnüsse, süße Mandeln, blaue Feigen und Meerrettich haben vorbeugende Wirkung, auch die grünen Blätter der Radieschen und die Stengel des Römischen Salats.

Phytotherapie

Kräutertee:

Buchweizenkraut	20 g
Immergrünblätter	20 g
Weißdorn Blüten und Blätter	20 g
Arnicablüten	10 g
Mistelblätter	20 g

täglich 3-mal 1 TL dieser Mischung in einer Tasse mit kochendem Wasser anbrühen, 5 Minuten ziehen lassen, abfiltern und ungesüßt nach den Mahlzeiten schluckweise trinken.

Hausmittel

Knoblauchelixier als Kuranwendung:
350 g Knoblauch zerdrücken und mit 200 ml Trinkalkohol in einem verschließbaren Glas ansetzen. Gut verschlossen 10 bis 12 Tage in einem kühlen, dunklen Raum aufstellen. Danach durch eine Gaze abfiltrieren und in ein braunes Arzneifläschchen füllen. Noch 3 bis 4 Tage stehen lassen, dann vor jedem Essen einnehmen:
Mit 1 Tropfen beginnen, dann pro Einnahme um 1 Tropfen steigern, bis man bei 15 Tropfen angekommen ist, danach wieder rückläufig, bis wieder ein Tropfen erreicht ist. Nach jeder Einnahme mit einem Schluck Milch, Frucht- oder Gemüsesaft nachspülen.

Knoblauchhonig:
2 ganze Knoblauch, 450 g Honig
Knoblauch schälen, pressen und in einem Mörser so lange stoßen, bis er durchsichtig wird. 2 EL Honig dazugeben und weiterstoßen. Restlichen Honig dazumischen. In ein verschließbares Marmeladeglas oder Ähnliches füllen und beschriften. Anwendung: 1/2 TL täglich zur Vorbeugung.

- Natürlich kann man zur Vorbeugung auch täglich Knoblauch mit dem Essen zu sich nehmen. Die empfohlene Menge beträgt 4 Zehen.
- Hildegard von Bingen empfiehlt: 250 g geschälte Esskastanien in Wasser weichzukochen und vor und nach den Mahlzeiten je 1 bis 2 Kastanien zu essen.
- Empfehlenswert ist ein Mus aus Zitronensaft, Zitronenschale, Olivenöl und Knoblauch. Die Zutaten werden gut vermischt und von dem Mus morgens und abends 1 TL eingenommen.

Arthritis

Akute oder chronische Gelenkentzündung verbunden mit Schwellungen, Spannungs- und Hitzegefühl und Schmerz.
Zunächst müssen durch den Arzt chronische Entzündungsherde im Körper (Mandel- oder Zahnentzündungen, Nebenhöhlen-, Gallen- oder Nierenentzündungen) ausgeschlossen werden.

Lebensführung

- Diätetische Ernährung
- Sportliche Betätigung um eine Versteifung der Gelenke zu verzögern
- Tägliche Bewegung
- Gewichtsreduktion

Physikalische Therapie

- Kneippsche Packungen
- Warmwasserschwimmen

- *Vielfach bewährt haben sich Kohlwickel:*

Man braucht einen frischen Weißkohl- oder Wirsingkopf, eine Glasflasche zum Ausrollen, ein Zwischentuch, ein Außentuch und/oder Heilwolle, Oliven- oder Johannisöl.
Möglichst dicke Blätter; für Knie, Ellbogen und Schultern große Blätter verwenden. Blätter waschen, die Mittelrippen flach schneiden, mit der Flasche darüberrollen, bis Saft austritt. Das Kohlblatt auf die betroffene Hautstelle legen, falls mehrere Blätter nötig sind, dachziegelartig anordnen. Mit dem Zwischentuch gut abdecken, mit Außentuch Kleidungsstück oder Binde fixieren, Heilwolle darüber legen. Anwendung 2-mal täglich 1 Std. oder über Nacht. Anschließend die Haut abwaschen und mit Olivenöl oder Johannisöl nachbehandeln.
Bei chronischen Beschwerden während 3 bis 6 Wochen 2- bis 3-mal wöchentlich Kohlwickel anwenden. Bei akuten Beschwerden Blätter kalt anwenden; bei länger bestehenden Beschwerden Kohl anwärmen (auf heißem Kochtopfdeckel). *Vorsicht!* Kohlblätter nicht auf offene Wunden legen.

- *Auch Quarkwickel sind hilfreich:*

250 bis 500 g Quark ohne Bindemittel auf ein Gazetuch streichen. Auf die schmerzende Stelle legen

bis der Quark trocken ist. Bei akuten Beschwerden 6- bis 8-mal täglich anwenden.

- Bewährt haben sich auch *»Retterspitz«umschläge* (»Retterspitz äußerlich« ist ein in der Apotheke erhältliches Präparat). »Retterspitz« mit kaltem Wasser im Verhältnis 1 zu 3 verdünnen, kalt als Umschlag auf die schmerzende Stelle legen. Umschläge jede 1/2 bis 1 Stunde erneuern.

- *Heublumenpackung*

Baumwollbeutel mit 500 g Heublumen füllen und in einen Topf mit Einsatz über siedendes Wasser legen. Sack soll nicht direkt mit dem siedenden Wasser in Kontakt kommen, sondern während 20 bis 30 Minuten vom heißen Wasserdampf durchzogen werden. Auflegen für ca. 1 Std.
Vorsicht! Nicht bei hochakuter Entzündung anwenden. Wärme ist dann eher schädlich! Mögliche Heuschnupfenallergie beachten!

- Kühle Heilerde auf das entzündete Gelenk auflegen und abdecken.
- Frische Beinwellpflanzen mit einer Flasche durch Rollen zerdrücken und auf das Gelenk auflegen (mit einem Tuch fixieren)

Einreibung bei Arthritis

- Bei Arthritis kann man mit folgender Tinkturmischung 3-mal täglich einreiben:

Thymiantinktur	10 ml
Arnicatinktur	10 ml
Beinwelltinktur	10 ml

- Einreibung mit Beinwell- oder Ringelblumenöl (Herstellung und Verwendung siehe *Schleimbeutelentzündung*), siehe auch unter *Beinwellkompresse.*

- Rosenöl mit Kamillentinktur zu gleichen Teilen mischen und auf das schmerzende Gelenk auftragen und einmassieren.

Phytotherapie

Hilfreich ist folgender entwässernder Kräutertee

Löwenzahnwurzeln	30 g
Birkenblätter	20 g
Brennnesselblätter	20 g
Wiesengeißbartblüten	20 g
Teufelskrallenwurzeln	20 g

1 TL dieser Mischung in einer Tasse mit kochend heißem Wasser anbrühen, 10 Minuten ziehen lassen, abfiltern und 3-mal täglich eine halbe Stunde nach den Mahlzeiten schluckweise ungesüßt trinken.

- Frischpflanzensaftkuren von Brennnessel oder Löwenzahn (nach Pfarrer Kneipp).

Hausmittel

- Einen EL Olivenöl mit etwas Cayennepfeffer nach den Hauptmahlzeiten einnehmen.
- Siehe auch *Rheuma und Gicht.*

Arthrose

Eine Abnutzungserkrankung der Gelenke bei welcher der Gelenkknorpel, der die Enden der Knochen überzieht, verknöchert. Der Gelenkspalt wird enger.

Ursache

Am häufigsten tritt die Arthrose an der Hüfte und am Knie durch Über- und Fehlbelastung oder nach Entzündung auf. Sie kann aber auch an der Wirbelsäule sowie an Hand-, Fuß- und Zehengelenken infolge von Fehlbelastung oder Überbelastung auftreten.

Ursache können auch schlecht verheilte Knochenbrüche, angeborene Bindegewebeschwäche, feuchtkalte Böden, Ernährungs- und Stoffwechselstörungen, Fehl- und Überbelastung durch X- oder O-Beine oder Übergewicht sein. Fieber oder stärkere Entzündungen sind keine typischen Zeichen der Arthrose.

Lebensführung

Übergewicht abbauen, dosierte richtige Bewegung, Darmregulierung.

Physikalische Therapie

Moorbäder, Fangoanwendungen, heiße Bienenwachsauflagen, warme Heublumen (siehe *Arthritis*), Gerstensack, Fichtennadelbäder, feuchtwarme Wickel und Waschungen.

- frische Beinwellpflanzen durch Rollen mit einer Flasche zerquetschen, auflegen.
- *Beinwelltinktur:* 250 g ungesalzene Butter oder Schweineschmalz in einem Topf schmelzen lassen, 1 Hand voll getrocknete Beinwellwurzel zerkleinern und in das Fett geben.
  1/2 Stunde darin lassen, immer wieder umrühren, dann durch ein grobes Tuch seihen. Wasser, das sich gebildet hat, entfernen, die Schmelze in weite Gläser füllen und im Kühlschrank lagern (ca. 1/2 Jahr im Kühlschrank haltbar). Gelenke 2- bis 3-mal täglich einreiben.
- *Beinwellumschlag:* Frische Beinwellwurzeln, gewaschen, klein geschnitten, werden mit einer Flasche gewalzt. Der so entstandene Brei wird auf ein Tuch gestrichen und auf das Gelenk aufgelegt. Mit weiteren Tüchern abdecken. Während 1 Stunde oder über Nacht wirken lassen.
- *Bei chronischen Schmerzen:* Bienenhonigwaben anwärmen, in Tuch legen und auf Schmerzstellen auflegen, bis das Wachs erkaltet ist.

Phytotherapie

Kräutertee:

Wallwurz-Wurzeln	20 g
Brennnesselblätter	20 g
Teufelskrallen-Wurzeln	20 g
Weidenrinden	20 g
Löwenzahnwurzeln	20 g

3-mal täglich 1 TL dieser Mischung in einer Tasse mit kochend heißem Wasser anbrühen, 10 Minuten ziehen lassen, abfiltrieren und gesüßt mit Honig oder ungesüßt eine halbe Stunde nach den Mahlzeiten schluckweise trinken.

Asthma

Griechisch: Erschwertes Atmen. Asthma ist eine anfallsweise auftretende Atemnot, bedingt durch eine Verengung der Bronchien, die durch innere oder äußere Reize, wie z. B. allergische Reaktionen, emotionale Faktoren wie Stress ausgelöst wird. Asthma ist auch ein Begleitsymptom bei Lungenerkrankungen, siehe auch *Bronchitis*. Bei akutem Asthmaanfall muss sofort der Arzt gerufen werden.

Ernährung, vorbeugend

- Viel trinken
- Auf eine geregelte Darmtätigkeit achten!
- Viel mit Fenchel, Thymian, Meerrettich würzen!
- Malve und Andorn sind weitere wirksame Asthmamittel
- Verzicht auf Nikotin!
- Für eine Entgiftung des Körpers sorgen

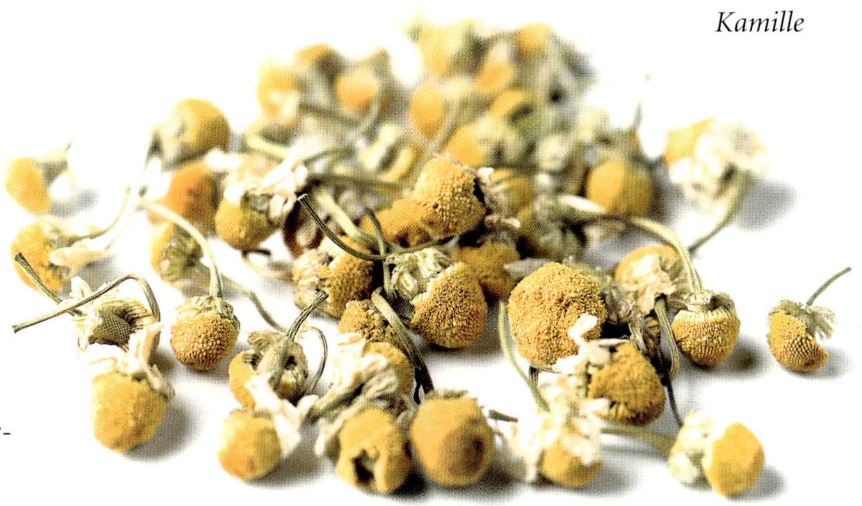

Kamille

Physikalische Therapie

- Körperliche Betätigung in frischer Luft (Wald oder See)
- Nützlich ist eine regelmäßige Atemgymnastik in frischer Luft (Bauchatmung! Vor allem tief ausatmen!)

Inhalationen/Wickel

- Fenchelinhalation: zwei EL Fenchelsamen mit 1 l heißem Wasser aufbrühen und inhalieren. Täglich!
- Inhalation von Selenlösung (Apotheke), von Aufgüssen von Kamille und Anissamen.
- Senfwickel siehe *Bronchitis*.
- Kneippanwendungen: Waschungen der Brust mit verdünntem Essigwasser, Brustwickel mit Olivenöl.

Phytotherapie

Kräutertee:

Andornblätter	20 g
Fenchelsamen	20g
Pestwurzwurzel	20 g
Thymian	20 g
Huflattichblüten	20 g

3-mal täglich 1 TL dieser Mischung in einer Tasse mit kochend heißem Wasser anbrühen, 5 Minuten ziehen lassen, abfiltern und ungesüßt oder mit Honig gesüßt nach den Mahlzeiten trinken.

Hausmittel

Bei Verschleimung der Atemwege morgens, mittags und abends 1 TL Meerrettichsirup mit Wasser verdünnt einnehmen.

- *Meerrettichsirup:* Meerrettich reiben und mit Kandiszucker vermischt über Nacht ziehen lassen. Den so entstandenen Sirup abseihen. Am besten den Meerrettichbrei in ein Mulltüchlein geben und ausdrücken. In einem dunklen Glas im Kühlschrank aufbewahren.

- Hilfreich ist auch der Rettichsirup siehe *Husten*.
- Weiße Rüben in Wasser kochen und entweder essen oder damit eine Auflage machen. Empfehlenswert ist auch das Essen der so genannten Sauren Rüben (milchsauer eingelegt).
- Hirschzungenbehandlung: Hirschzungenpulver ist in der Apotheke erhältlich, es wird vor und nach dem Essen von der Hand geleckt. In der Apotheke gibt es auch ein Hirschzungenelixier.

Akupressur
Punkt Mitte des Brustbeins Höhe unterhalb der Brustspitzen in einer Kuhle massieren.

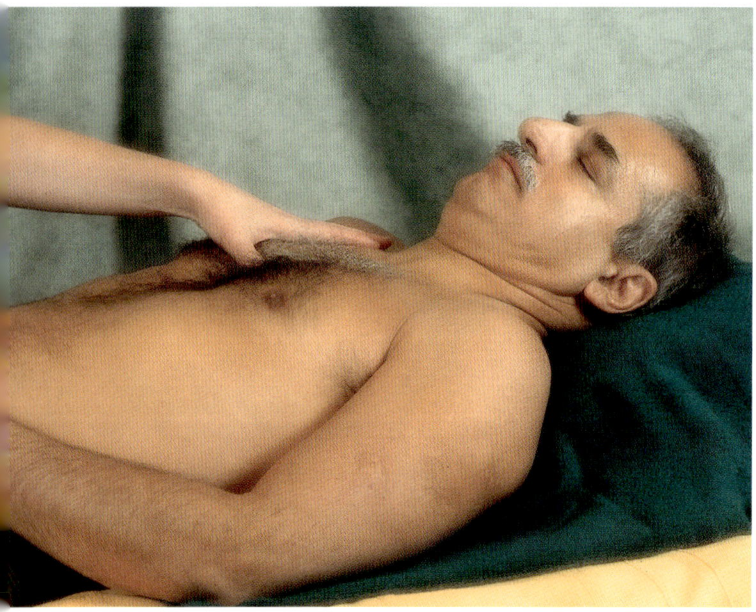

Akupressurpunkt Asthma

Augen

Gerstenkorn

Eiterige Entzündung der Augenliddrüsen.

Physikalische Therapie

- Schwarzteeauflagen (gebrauchte Teebeutel nass auf die geschlossenen Augen legen).
- Schwarzteespülungen: Schwarztee aufbrühen, 5 Minuten ziehen lassen, nach dem Abkühlen lauwarm vorsichtig das Gerstenkorn spülen.

Bindehautentzündung

Gefühl von Trockenheit, Tränenfluss, Juckreiz und Brennen.

Physikalische Therapie
1 TL einer Mischung aus getrocknetem Augentrost, Fenchelsamen, Kamillenblüten mit 1 Tasse kochendem Wasser überbrühen. 3 Min. ziehen lassen, durch ein Filter geben, 2- bis 3-mal täglich die Augen spülen.

Bettnässen

Tägliches oder nächtliches Einnässen muss dann als krankhaft angesehen werden, wenn der Einnässer das 6. Lebensjahr vollendet hat. Die Ursache von Bettnässen kann vielfältig sein. Z. B.

kann sich eine psychische Schwierigkeit auf diese Weise manifestieren (evtl. Schulpsychologen oder Erziehungsberatungsstelle konsultieren).
Vorsicht! Bei akut auftretendem Bettnässen, Blasenentzündung ausschließen.

Lebensführung
Trinkmenge gegen Abend reduzieren. Keine harntreibenden Getränke wie Kaffee, Tee, Cola etc. trinken.

Phytotherapie
- Zunächst sollte man es mit einer Stärkung der Blasenfunktion versuchen (z. B. durch Einnahme von Blütenpollen oder Kürbiskernen).
- Abends 10 Tropfen Goldrutentinktur (Apotheke) in ein Schnapsglas Wasser.
- 1 oder 2 Tassen Maisgriffeltee über den Tag verteilt getrunken helfen meist.

Bindehautentzündung

siehe *Augen*

Blähungen

Übermäßige Gasansammlung in den Därmen. Ursachen können sein: der Mangel an Bewegung, zu geringe Flüssigkeitsaufnahme, die Unverträglichkeit gewisser Nahrungsmittel (Kohl, Hülsenfrüchte, Zwiebeln etc.), Funktionsstörungen von Leber, Galle und Bauchspeicheldrüse, entzündliche Darmerkrankungen, psychosomatische Störungen, ein Zuviel an Rohkost.
Zunächst nach der Ursache suchen und diese soweit als möglich beheben.

Lebensführung
- Täglich für ausreichende Bewegung sorgen.
- Die Nahrung gut kauen und einspeicheln, beim Essen nicht zu viel sprechen, besser mehrere kleine Mahlzeiten essen als wenige große.

Ernährung
- Speisen mit Fenchel, Kümmel, Anis, Koriander würzen.
- Evtl. geschälte Hülsenfrüchte verwenden. Trockene Hülsenfrüchte selbst zubereiten (über Nacht einweichen, Einweichwasser abschütten, in frischem Wasser kochen).
  Keine Hülsenfrüchte aus der Dose essen. Keine aufgewärmten Hülsenfrüchte essen. Mit den oben genannten Gewürzen für Bekömmlichkeit sorgen.
- Zwiebel und Knoblauch nicht miteinander verwenden. Jeweils nur eines.
- Abends keine Rohkost essen. Auch während des Tages nur einen kleinen Teil der gesamten Nahrung roh essen.
- Ein Aperitif vor dem Essen wirkt besser als ein Verdauungsschnaps, weil dieser die Entleerung des Magens verzögert.
  Der unverdaute Nahrungsbrei bleibt länger im Verdauungstrakt, es kommt zur Gärung und damit zu Blähungen.

Physikalische Therapie

- »Bauchrollen«, Leibmassagen, Massage mit Fenchelöl
- Darmsanierung, *siehe dort*

Massage mit Fenchelöl

Phytotherapie

Kräutertees: Kamille, Kümmel, Fenchel, Anis

Kräutertee:

Johanniskraut	40 g
Pfefferminzblätter	30 g
Melissenblätter	20 g
Orangenblüten	10 g

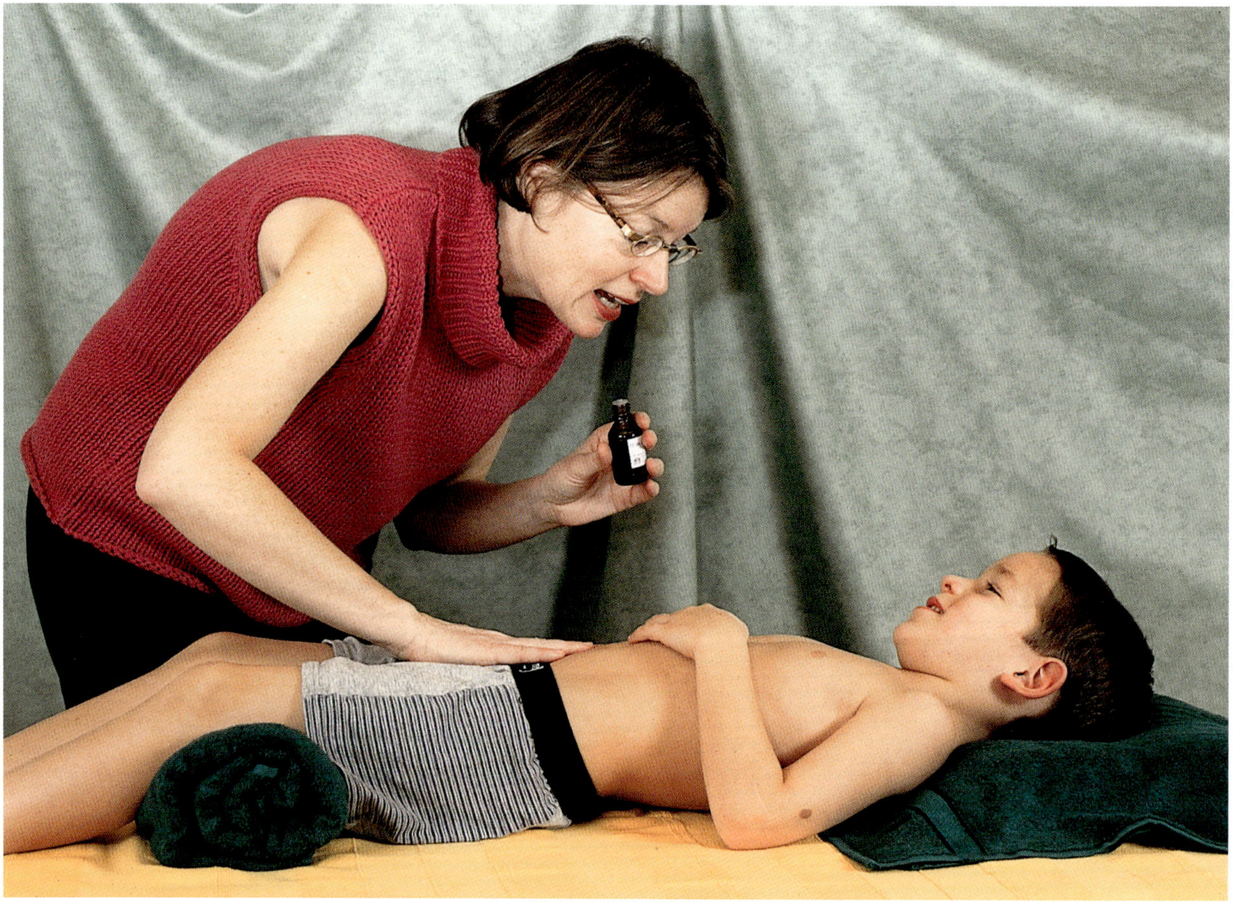

1 TL der Mischung mit einer Tasse kochendem Wasser aufgießen. Jeweils mittags und nachmittags 1 Tasse trinken.

Hausmittel
Eine Moor- oder Heilerdetrinkkur ist meist sehr hilfreich.

Homöopathie

- Bei Magendruck, starken, übel riechenden Blähungen, Rülpsen und Aufstoßen hilft Asa fötida eventuell in der homöopathischen Form als D4.
- Bei heftigen Blähungskoliken ärgerlicher, gereizter, schmerzempfindlicher Menschen empfiehlt sich Chamomilla D6.
- Überarbeitete, reizbare Menschen finden nach Reizmittelmissbrauch (Nikotin, Alkohol) mit Nux Vomica D6 Besserung. Nux vomica D6 hilft auch bei Druck- und Völlegefühl eine Stunde nach dem Essen.

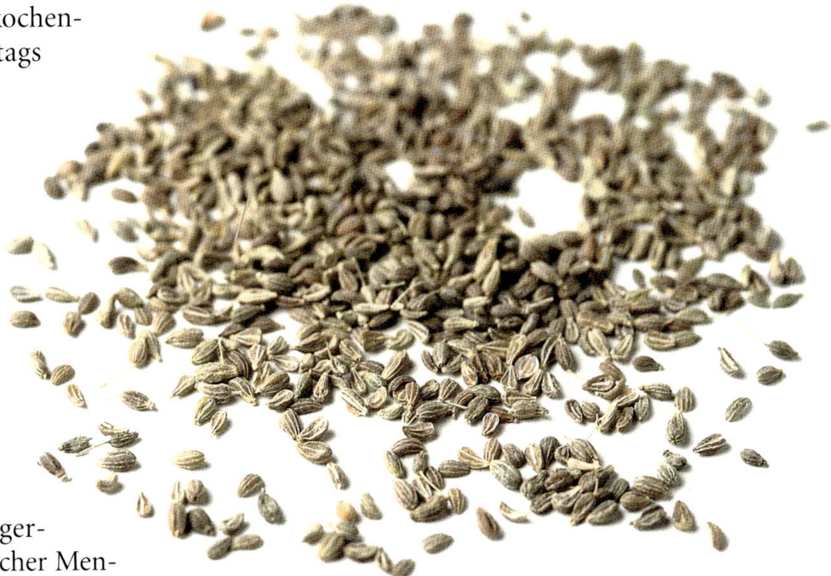

Fenchel

Blähungen bei Säuglingen – 3-Monats-Koliken

Ernährung
Oft steckt eine Milchunverträglichkeit dahinter. Bei Flaschenkindern versuchen, nach einer Teepause die Nahrung zu wechseln. Bei gestillten Säuglingen sollte die Mutter den Versuch machen, konsequent alle Kuhmilch- und Milchprodukte in ihrer eigenen Ernährung zu meiden.

Physikalische Therapie
Einreiben der Nabelgegend im Uhrzeigersinn mit Majoransalbe.

Herstellung einer Majoransalbe:
1 TL pulverisierter Majoran mit 1 TL Weingeist vermischen und die Mischung 4 Stunden stehen lassen, 1 TL frische Butter zugeben und im Wasserbad erwärmen, durch ein Taschentuch seihen und abkühlen lassen. Gekühlt aufbewahren, hält sich nicht lange, deshalb immer kleine Mengen frisch zubereiten.
Macht auch bei Säuglingsschnupfen die Nase frei, dazu kleine Menge innen und außen auf der Nase verreiben.

Phytotherapie
Fenchel- oder Kümmeltee, bei gestillten Säuglingen sollte er von der Mutter getrunken werden.

Homöopathie
Chamomilla D6: Typisch ist die Unfähigkeit, Schmerz zu ertragen, daher Wut und extreme Reizbarkeit. Kind hat rotes Gesicht, schreit, schlägt um sich, krümmt sich. Es beruhigt sich durch getragen werden oder wenn es im Wagen gefahren wird, beginnt aber wieder zu brüllen, sobald man es in sein Bett legt. Stuhlgang locker, oft grünlich, auch übel riechender Durchfall.
Colocynthis D12: Heftige krampfartige Schmerzen, der Säugling krümmt sich und zieht die Beine an, Erleichterung durch Druck auf den Bauch. Besserung bei Lage bäuchlings über den Knien der Mutter, wenn der Rücken massiert wird. Besserung durch Wärme.
Magnesium phosphoricum D6: Wie Colocynthis aber primär Erleichterung durch Wärme, in zweiter Linie durch Druck.
Nux vomica D6: Koliken mit Verstopfung und Anstrengung beim Stuhlgang, Besserung nach Darmentleerung. Nervöses, übererregbares Kind, Schlaflosigkeit, Überempfindlichkeit gegen helles Licht, Lärm.

Blasenentzündung

Akute oder chronische Entzündung der Harnblasenschleimhaut, äußert sich durch häufigen Harndrang und brennende Schmerzen beim bzw. nach dem Wasserlassen. Frauen sind durch die Kürze der Harnröhre wesentlich häufiger betroffen als Männer.

Auslösende Faktoren
Kalte Füße, Sitzen auf kalten Steinen, unzweckmäßige Bekleidung, schwaches Immunsystem (bei wiederkehrenden Harnweginfektionen), falsche Hygiene (richtig: Abwischen des Afters nach dem Stuhlgang von vorne nach hinten, besser: After nach Stuhlgang mit Wasser reinigen), übermäßiger Koffeingenuss, örtliche Fremdkörper in Blase oder Scheide, bei Prostatavergrößerung durch Harnstauung.
Wiederkehrende Blasenentzündung können Hinweise auf psychische Probleme, Partnerschaftsstörung, Immunschwäche sein.

Verhaltensweisen

- Durch warme Kleidung (Wolle) für warme Füße sorgen;
- viel trinken, um die Blase zu spülen: 2 bis 3 Liter täglich;
- übermäßigen Kaffeegenuss vermeiden;
- warme Getränke bevorzugen;
- scharfe Gewürze meiden;
- Abhärtung (Sauna);
- Kneippsche Wasseranwendungen: Wechselgüsse auf die Beine (am Außenknöchel beginnend bis zur Hüfte, an Oberschenkelinnenseite zurück zum Knöchel).
- Auf regelmäßige Darmtätigkeit achten!
- Die Krankheit wird besonders durch Hindernisse in der Harnröhre begünstigt. Dies kann neben

einer Vergrößerung der Prostata ein Fremdkörper sein: Der Harn kann nicht oder nicht restlos abfließen.
Auffällig ist ein trüber übel riechender Urin, der sogar blutig sein kann.

- Beim Auftreten von Fieber ist wegen der Möglichkeit einer Nierenbeteiligung unbedingt ärztlicher Rat einzuholen.

Physikalische Therapie

Zwiebelsocke, Zwiebelabreibung (Zwiebel halbieren und Fußsohle einreiben, Wollsocke darüber ziehen), feuchtwarmer Wickel, feuchtwarmer Heusack.

Phytotherapie

- Abends wie bei Bettnässen Goldrutentropfen einnehmen.
- Hilfreich ist auch *Goldrutentee* nach dem Essen: Goldrute 1 - 2 gehäufte TL mit 1/4 Liter kaltem Wasser bis zum Sieden erhitzen, 2 Minuten ziehen lassen oder: mit 1/4 Liter kochendem Wasser überbrühen, 10 Minuten ziehen lassen. 3 Tassen pro Tag trinken.
  Bei ersten Zeichen von Blasenreizung mit der Einnahme beginnen.
- Nach jedem Essen 1 Tasse *Bärentraubenblättertee*: 2 TL der getrockneten Bärentraubenblätter mit 1/4 Liter kaltem Wasser übergießen, 12 - 24 Stunden unter gelegentlichem Umrühren ausziehen lassen, abseihen. 2 - 3 Mal täglich eine Tasse leicht angewärmt trinken. Schmeckt als Kaltauszug besser, da alle Wirkstoffe aber nur wenig Gerbstoffe ausgezogen werden, im Gegensatz zum heißen Aufguss!
  Vorsicht! Bärentraubentee nicht während der Schwangerschaft trinken. Überdosierung bereitet Magenschmerzen und Leberschäden. Der Tee wirkt nur bei alkalischem Urin (Teststreifen, um den Urin entsprechend zu testen, gibt es in der Apotheke), evtl. bei saurem Urin zu jeder Tasse 1/4 TL Natron zufügen.
- *Borretschblütentee:* 1 EL Blüten mit 1/2 Liter kochendem Wasser übergießen, 5 Minuten ziehen lassen, abseihen, 3 x täglich 1 Tasse gesüßt oder ungesüßt.
- Brennnesseltee und Schachtelhalmtee vorbeugend verwenden.
- *Teemischung bei Reizblase*
  (Blasenentzündung ohne Beteiligung von Bakterien):

Gundelrebenblätter	20 g
Pestwurzwurzeln	20 g
Breitwegerichblätter	20 g
Kamillenblüten	20 g
Schachtelhalmblätter	20 g

  3-mal täglich 1 TL dieser Mischung in einer Tasse mit kochend heißem Wasser anbrühen, 2 - 5 Minuten ziehen lassen, abfiltrieren und mit Honig gesüßt oder ungesüßt eine halbe Stunde nach den Mahlzeiten schluckweise trinken.
- Wacholderbeeren mit Gerstensaft:
  In eine Tasse Gerstenabkochung 3 bis 4 Wacholderbeeren ca. 10 Minuten legen. Dann abschütten und trinken.
  Nicht zu lange Wacholderbeeren einnehmen, da giftig.
  Vorsicht! Keine Wacholderbeeren in der Schwangerschaft!!

Blinddarmentzündung

Akute Entzündung des Wurmfortsatzes am Übergang vom Dick- zum Dünndarm. Den Arzt aufsuchen!

Blutdruck, zu hoher

Liegt bei wiederholter Messung ein Blutdruck von über 145 / 90 vor, spricht man von hohem Blutdruck, die Blutdruckwerte sind altersabhängig.
Die Psyche spielt eine große Rolle (»unter Druck stehen«) sowie Vererbung. Fettleibigkeit erhöht das Risiko, an Bluthochduck zu erkranken; er kann auch die Folge einer Organerkrankung (z. B. der Gefässe oder der Nieren) sein.
Bluthochdruck stellt einen Risikofaktor für Arteriosklerose dar.

Lebensführung
Geregelte Lebensführung, regelmäßige reichliche körperliche Bewegung (mindestens 3 x in der Woche mehr als 30 Min, wobei der Trainingspuls 180 minus Lebensalter nicht übersteigen sollte, z. B. ist bei einem 60-jährigen Menschen ein Trainingspuls von 100 - 120 empfehlenswert), Einschränkung von Nikotin und Alkohol, Reduktion des Übergewichts.

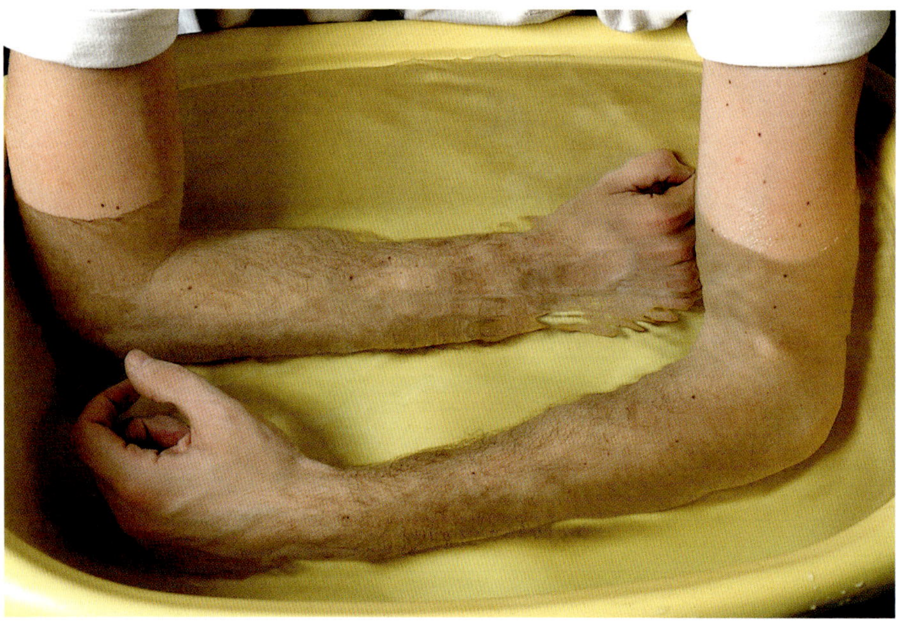

Armbad

Ernährung

Fettarme Kost, kalium- und magnesiumreiche Kost, Heilfasten (nur unter ärztlicher Aufsicht, da Verringerung der blutdrucksenkenden Mittel notwendig sein kann). Knoblauch siehe *Arteriosklerose*.

Physikalische Therapie

- Ansteigende Armbäder in Waschbecken mit 35 Grad beginnen, Arme in bequemer Haltung, Wasser bis in die Mitte des Oberarms, Temperatur innerhalb von 15 Minuten auf 39 Grad ansteigen lassen.
- Abends Senfbäder: 1/2 Std. vor dem Schlafen eine Fußwanne mit 35 Grad heißem Wasser, 2 bis 3 EL Senfmehl dazugeben, Wasser sollte bis Wadenmitte reichen, bei leicht erhöhtem Blutdruck bis Knöchel. *Vorsicht!* Nicht bei Krampfadern und nicht bei Geschwüren
- Kohlensäurehalbbäder

Phytotherapie

Weißdorntropfen oder Weißdorntee sowie Schachtelhalmtee, Brennnesseltee, Knoblauch, Goldrute.

Kräutertee:

Mistelblätter	30 g
Weißdornblüten und -blätter	20 g
Immergrünblätter	20 g
Schachtelhalmblätter	20 g
Olivenblätter	20 g

3-mal täglich 1 TL voll in einer Tasse mit kochend heißem Wasser überbrühen, 5 Minuten ziehen lassen, abfiltern und ungesüßt nach den Mahlzeiten schluckweise trinken.

Blutdruck, zu niedriger

Von zu niedrigem Blutdruck wird gesprochen, wenn ein Druck von weniger als 105 zu 60 mm Quecksilber beim Erwachsenen gemessen wird. Dieser niedrige Blutdruck tritt oft typbedingt besonders bei schlanken Menschen auf, es kann jedoch beim Lagewechsel vom Liegen zum Stehen zu akutem niedrigen Blutdruck kommen. Ursache können auch ein Flüssigkeitsmangel und Organerkrankungen sein.

Lebensführung

Abhärtung z. B. durch Wechselduschen, Kneippsche Anwendungen jeder Art, regelmäßige sportliche Betätigung (siehe *Bluthochdruck*), reichlich Flüssigkeitszufuhr, Trinkmenge steigern, Sauna (Vorsicht bei Arteriosklerose und Krampfadern) langsam steigern, tägliche Bürstenmassagen (Strich immer zum Herzen, so lange, bis eine leichte Hautrötung auftritt).

Ernährung

Reichlich Flüssigkeit, Kräutertee anstatt Kaffee.

Physikalische Therapie

Kaltes Armbad: Waschbecken mit kaltem Wasser (12 bis 18 Grad) füllen, Arme bis zur Oberarmmitte 30 Sekunden eintauchen.

Phytotherapie

- *Kräutertee:*

Ysopkraut	20 g
Rosmarinblätter	20 g
Weißdornkraut mit Blüten	20 g

Arnicablüten	10 g
Lavendelblüten	20 g
Pfefferminzblätter	10 g

- Rosmarintee: 1 TL auf 1 Tasse Wasser, über den Tag verteilt 2 bis 3 Tassen.
- Weißdorntee (Blüten und Blätter): 1 TL mit einer Tasse heißem Wasser überbrühen, 5 Minuten ziehen lassen, 3 Tasse täglich.
- Notfalltropfen bei Kollapsneigung: Crataegus Urtinktur, Veratrum album D3 und Cactus D3 zu gleichen Teilen mischen lassen, ergibt 10 ml Lösung. 3 Tropfen in den Mund nehmen, nicht schlucken, wird über die Schleimhäute des Mundes aufgenommen, wirkt schnell.

Bronchitis

Bronchitis ist eine Entzündung der tieferen Atemwege, verbunden mit Husten, weißem, gelbgrünem, manchmal sogar blutigem Auswurf, auch mit Fieber, das jedoch selten hoch ist (bei hohem Fieber muss an eine Lungenentzündung gedacht werden). Oft tritt eine Verkrampfung der Bronchien auf mit ziehenden Geräuschen und Atemnot, zugleich mit einem Gefühl des Wundseins auf der Brust.

Akute Bronchitis tritt als Folge eines grippalen Infekts auf. Beim Auftreten von fünf oder mehr Bronchitiden im Jahr oder bei einer Dauer von mehr als drei Monaten, liegt eine

Chronische Bronchitis vor, die unbehandelt zu nicht mehr rückgängig zu machenden Veränderungen an Herz und Lunge führt.

Vorsicht! Unbedingt den Arzt aufsuchen.

Ein Arztbesuch ist auch unbedingt erforderlich, wenn nach drei Tagen einer Bronchitis keine Besserung des Allgemeinbefindens, keine Verringerung des Basishustens, kein leichteres Abhusten des Schleimes eintritt.

Lebensführung, Ernährung

Bei **chronischer Bronchitis** wird im Übrigen eine Ernährungsumstellung auf Vollwertkost mit viel Obst und Gemüse empfohlen. Unter Umständen sollte man sich für mehrere Wochen ausschließlich von Frischkost ernähren (wenn diese gut vertragen wird!).

Man sollte viel trinken um die Eindickung des Schleimes zu vermeiden.

Physikalische Therapie

- *Senfwickel:*

Er ist stark schleimlösend und beschleunigt das Abhusten. Man braucht dazu schwarzes Senfmehl (Drogerie, Apotheke), ein dünnes Küchentuch, ein Zwischentuch und ein Außentuch (dickes Badetuch). Es sollte dreimal so breit sein wie der Brustkorb des Patienten lang ist.

Man rührt ca. 100 g Senfmehl mit 45 Grad warmem Wasser zu einem dickflüssigen Brei an. Dieser wird in der Breite der Brust auf die Mitte des dünnen Küchentuches messerrückendick aufgetragen. Dann wird von beiden Seiten das Tuch darüber gelegt, sodass das Senfmehl ganz eingeschlagen ist. Dieses »Senftuch« wird nun faltenfrei mit der einfachen Stoffschicht auf den Brustkorb gelegt und mit dem Mittel- und Außentuch durch Umwickeln des ganzen Brustkorbes fixiert und zum Schluss mit einer Wolldecke abgedeckt.

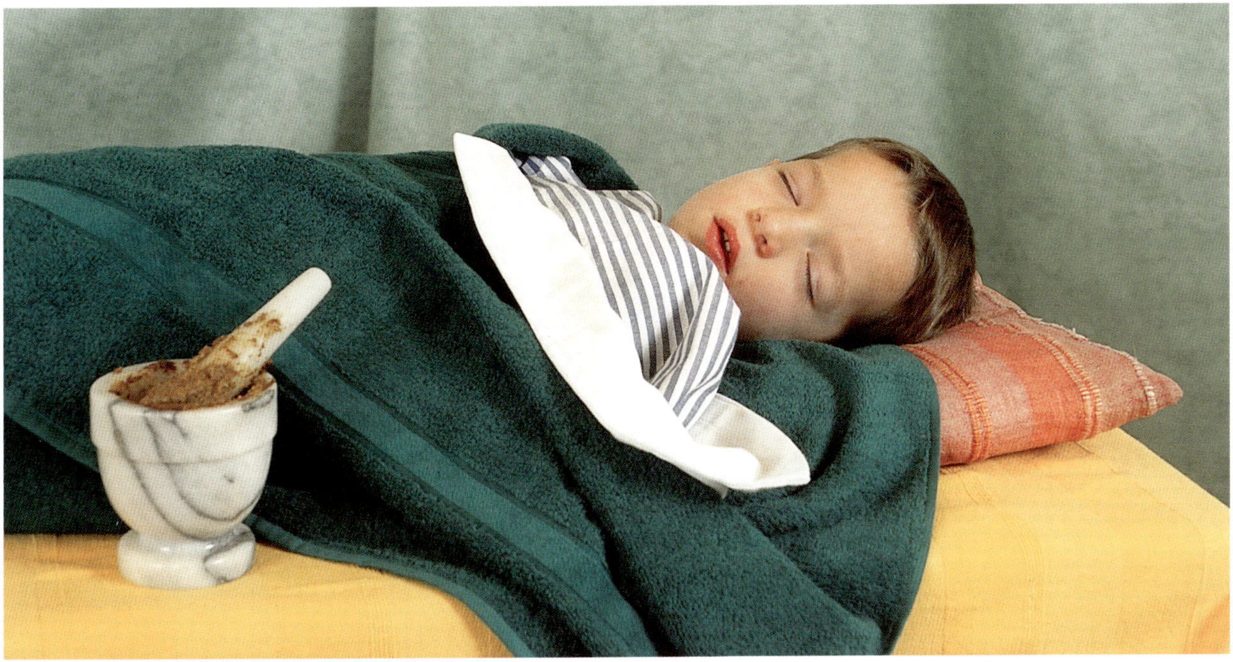

Senfwickel auflegen

Nach ein bis drei Minuten muss kontrolliert werden, ob die Haut des Brustkorbes gerötet ist. Ist dies der Fall, den Wickel entfernen, sonst den Wickel weitere zwei Minuten belassen.
Nach höchstens zehn Minuten muss er entfernt und die Haut mit lauwarmem Wasser abgewaschen werden.
Die Anwendung sollte während drei Tagen einmal täglich, auch abwechselnd auf Brust und Rücken, erfolgen.
Bevor ein neuer Wickel angelegt werden darf, muss die Rötung des letzten Wickels abgeklungen sein.

Oder:

- *Zwiebelwickel* (hat eine hohe entzündungshemmende und schleimlösende Wirkung):

Man braucht zwei mittlere Zwiebeln, ein dünnes Tuch, am besten Gaze, z. B. Mullwindel, ein zweites dickes Tuch von entsprechender Größe, z. B. ein Badetuch.
Die Zwiebeln werden geschält und klein gehackt. Dann gibt man sie auf das dünne Tuch, auf dem sie brustbreit aufgetragen und dann eingeschlagen werden.
Dieser Zwiebelwickel wird auf der Innenseite eines umgekehrten Kochdeckels über einem mit wenig kochendem Wasser gefüllten Kochtopf erwärmt. Er wird so heiß, wie es der Patient erträgt, aufgelegt

und mit dem Frotteetuch bedeckt. Nach fünfzehn bis zwanzig Minuten wird er entfernt und die Brust mit warmem Wasser abgewaschen. Der Wickel sollte auf jeden Fall entfernt werden, wenn eine Verschlechterung des Zustandes eintritt.

- Sehr wirksam ist auch ein Wickel, bei dem anstelle von Zwiebeln, zerdrückte, heiße Pellkartoffeln verwendet werden. Oder:
- Heublumen, die wie oben beschrieben in einem Tuch über einem Kochtopfdeckel erwärmt werden.
- Trockenes Schröpfen auf dem oberen Rücken kann eine deutliche Linderung bringen. Siehe auch die Abbildung »Schröpfen« Seite 17.

Phytotherapie

Kräutertee

Spitzwegerichblätter	20 g
Huflattichblüten	20 g
Fenchelsamen	20 g
Bibernellwurzel	20 g
Pestwurzel	20 g
Schlüsselblumenblüten	20 g

Alle Bestandteile gut mischen, dreimal täglich 1 TL der Mischung mit einer Tasse kochendem Wasser überbrühen, fünf Minuten ziehen lassen, abseihen, mit Honig gesüßt nach den Mahlzeiten schluckweise trinken.

Kräutertinktur

Spitzwegerichtinktur	10 ml
Huflattichtinktur	10 ml
Fencheltinkur	10 ml
Königskerzentinktur	10 ml
Pestwurztinktur	10 ml

In einem dunklen Arzneifläschchen mischen und gut schütteln. Dreimal täglich 20 Tropfen vor dem Essen in etwas Wasser einnehmen.

Alle diese Maßnahmen können bei **chronischer Bronchitis** unterstützend neben den Verordnungen des Arztes angewandt werden.

Hausmittel

Empfehlenswert ist auch:
Eine Messerspitze geriebenen Meerrettich, 1 EL Kandiszucker, den Saft einer Zitrone und mehrere zerdrückte Knoblauchzehen in etwas Wasser aufkochen, abseihen, pürieren, 3-mal täglich 1 TL einnehmen.

Brustentzündung

Wir unterscheiden eine Brustdrüsenentzündung während der Stillzeit bzw. im Wochenbett und eine Brustdrüsenentzündung außerhalb des Wochenbetts. Brustentzündung im Wochenbett ist eine akute hoch fieberhafte Erkrankung, die entweder durch eine Milchstauung oder eine bakterielle Infektion bedingt ist. Bei den ersten Anzeichen einer schmerzhaften Bruströtung ist sofortige Kühlung angezeigt.
Dies kann geschehen durch das Auflegen von Eiskompressen, Quarkwickel, Retterspitzumschlägen. Absolute körperliche Schonung. Bei Temperaturen über 38,5 Grad soll der Säugling nicht angelegt werden, die Milch muss dann abgepumpt werden. Unbehandelt kann eine solche Entzündung zur Eiteransammlung (Abszess) führen. Bei Weiterbe-

stehen des Fiebers trotz oben genannter Therapiemaßnahmen ist unverzüglich ärztlicher Rat einzuholen, gegebenenfalls muss mit einer antibiotischen Therapie begonnen werden.

Homöopathie
Phytolacca D6 Globuli: stündlich 3 Globuli.

Brustentzündung außerhalb des Wochenbetts

Brustentzündung außerhalb des Wochenbettes kann bedingt sein durch eine bösartige Brusterkrankung und sollte deshalb ärztlich abgeklärt werden. Symptomatisch finden auch oben genannte Wickel Anwendung.
Brustentzündung beim Mann kann durch Reibung oder als Folge einer Medikamenteneinnahme auftreten. Durch entsprechende Kleidung mögliche Reibung verhindern. Kühlende Umschläge.

Brustschmerzen

siehe *Angina pectoris*
Bei Brustdrüsenschmerz der Frau siehe *prämenstruelle Störungen*

Chlamydien

siehe *Scheideninfektionen*

Darmentzündung

Akute oder chronische Schleimhautentzündung des Darmes, aufgrund von bakterieller oder viraler Fehlbesiedelung, Autoimmunprozessen, Abführmittelabusus. Es kann Fieber auftreten, krampfartige Darmschmerzen, Durchfälle, rascher Gewichtsverlust.
Wenn das Problem länger als 1 Woche anhält, muss die Ursache ärztlich abgeklärt werden.

Ernährung
- Geriebener Apfel
- Heilfasten, gefolgt von langsamem Nahrungsaufbau u. a. mit Apfel und Zwieback.

Physikalische Therapie
Lauwarme Nabelgüsse, Oberbauchgüsse, Rückengüsse zusätzlich zur ärztlichen Behandlung.

Phytotherapie
- *Kräutertee:*

Blutwurz	40 g
Brombeerblätter	20 g
Anserinenkraut	20 g
Kamillenblüten	20 g

  3-mal täglich 1 TL dieser Mischung mit kochend heißem Wasser in einer Tasse anbrühen, 5 Minuten ziehen lassen, abfiltern und ungesüßt nach den Mahlzeiten schluckweise trinken.

- Fenchel, Zitronenmelisse, Schleimsuppen bei lang anhaltendem Durchfall.

Hausmittel

- Kur: 3 Zitronen unter heißem Wasser abbürsten, in Stücke schneiden und zusammen mit der Schale und 70 g geschältem Knoblauch im Mixer zerkleinern. 1/2 l abgekochtes, abgekühltes Wasser dazugeben und 24 Std. unter gelegentlichem Rühren ziehen lassen, durch Baumwolltuch abseihen, in ausgekochte Flaschen abfüllen. 3-mal täglich 1 EL einnehmen, bis alles verbraucht ist. Kurmäßige Anwendung falls notwendig nach 6 bis 8 Wochen wiederholen.
- Heilerde, Schwarztee mit Kandis und Zitrone

Darmsanierung

Zuerst einmal ein paar Worte über die Funktion des Darms. Er ist nicht nur ein Verdauungsorgan, sondern nicht zuletzt wegen seiner großen Oberfläche das größte Immunorgan des menschlichen Körpers (Darmoberfläche: ca. 300 m^2, Lungenoberfläche: ca. 80 m^2, Hautoberfläche: ca. 2 m^2). In ihm leben 100 x mehr Mikroorganismen, als der Körper Zellen besitzt. Pro Mensch sind das in etwa 2 kg Bakterien.

Unser Lebensstil und unsere Ernährung haben häufig eine Fehlbesiedelung des Darms zur Folge, was sich durch chronische Verdauungsstörungen wie Blähungen, wechselnde Stühle, Bauchschmerzen, aber auch als Immunschwäche, Infektanfälligkeit und Neigung zu Erkrankungen aus dem allergischen Formenkreis bemerkbar machen kann.

Vorbeugen

Ballaststoffhaltige Lebensmittel, mindestens zweimal Fasten im Jahr (siehe dort), viel Frischkost, möglichst wenig und schonende Zubereitung (individuell nach Verträglichkeit), Meiden von Fertigprodukten, da sie Farb-, Duft-, Konservierungsstoffe enthalten. Meiden von Geschmacksverstärkern (Glutamate).

Durch ausreichendes Trinken und körperliche Bewegung für eine geregelte Darmtätigkeit sorgen.

Die Darmsanierung erfolgt nach gründlichem Abführen mit Glaubersalz, Bittersalz oder Mayr-FX-Passagesalz. Die besten Ergebnisse erzielt man mit dem Darmaufbau nach mindestens 5 Tagen Heilfasten. Salz in 1/2 l kochendem Wasser auflösen, auf Trinktemperatur abkühlen lassen, innerhalb 1/2 Stunde trinken. Es folgen nun 2 - 20 wässrige stinkende Stuhlentleerungen, man sollte sich dafür zu Hause ausreichend Zeit lassen (am Wochenende).

Dann erfolgt zeitgleich mit einem kleinen Nahrungsaufbau die Einnahme von zunächst abgetöteten Mikroorganismen in Tropfenform für 4 Wochen, dann lebende Milchsäurebakterien und Enterokokken für weitere 4 Wochen. Den Darmaufbau beschließen die lebenden E. coli und Enterokokken nach weiteren 4 Wochen. Die geeigneten Präparate sind über die Apotheke zu beziehen, weitere Informationen hält Ihr Arzt für Sie bereit.

Eine Darmsanierung empfiehlt sich als Therapie bei Verdauungsstörungen jeder Art, bei entzündlichen Zuständen der Haut und Schleimhäute, Heuschnupfen, Neurodermitis, chronischen oder wiederkehrenden Infekten der Luftwege, Infektanfälligkeit, Asthma bronchiale, entzündlichen Darmerkrankungen wie Colitis ulcerosa, Morbus Crohn, Pilzbesiedelung des Darms u. v. m.

Depression

Negative Einstellung zum Leben, Antriebslosigkeit, Schlafstörung, chronische Müdigkeit, Gefühl, in einer aussichtslosen Lebenssituation zu sein, Gefühl der Hoffnungslosigkeit
Ursachen: Reaktion auf Verlusterlebnisse und negative Lebensumstände, Überforderung.

Endogene Depression scheinbar ohne erkennbaren Grund.
Ursache: organische Krankheiten, Folge von Angst.

Lebensführung
Verbesserung der Lebensumstände, regelmäßige Betätigung an der frischen Luft, Suche neuer Aufgaben und damit neuer Anerkennung, neue Umgebung, neue Partner, gesunde ballaststoffreiche Ernährung, gegebenenfalls Orts- und Klimawechsel, über seine Probleme sprechen lernen, Hilfe annehmen lernen.

Ernährung
- Vollwertige Kost, möglichst viel Frischkost, Bananen, Kiwi, Zitrusfrüchte, Ananas
  Vorsicht! Genussmittelmissbrauch (Kaffee, Nikotin, Fleisch)
- Empfohlener durststillender Tee: Apfelschalentee

Phytotherapie
Johanniskrautpresssaft oder -Tabletten als Kur: täglich über 3 Monate eingenommen Vorsicht! Hautlichtempfindlichkeit kann erhöht werden, siehe auch *Angst und Nervosität.*

Diabetes

Die Zellen des menschlichen Körpers brauchen Zucker als Energielieferant. Diesen Zucker entnehmen sie dem Blut. Damit die Zelle den Blutzucker aufnehmen kann, braucht sie einen körpereigenen Stoff, das Insulin. Dieser öffnet wie ein Schlüssel die Zelle für die Aufnahme von Zucker.
Diabetes, genauer Diabetes mellitus, ist eine Krankheit, an der dieser von der Bauchspeicheldrüse gebildete Stoff, das Insulin beteiligt ist. Es gibt 2 Typen der Krankheit: Typ I, der bereits im Kindes- oder Jugendalter in Erscheinung tritt und Typ II, der so genannte Alterszucker, der in der Regel nach dem 40. Lebensjahr auftritt. Hier wird noch Typ II A (normalgewichtig) und Typ II B (übergewichtig) unterschieden.
Wird beim jugendlichen Diabetiker zu wenig Insulin produziert, handelt es sich beim »Typ II Diabetes« um Probleme der Insulinverwertung, das heißt, das Insulin öffnet die Zelle nicht mehr.
In diesen Fällen kommt es zu Zuckermangel in der Zelle, der lebensbedrohend sein kann. Anderseits kommt es auch zur Überzuckerung im Blut, was schwerwiegende Folgen haben kann.
Ob man Diabetes hat, kann eigentlich nur die ärztliche Untersuchung zeigen. Symptome, die auf Diabetes hinweisen, können sein: großer Durst, große Urinmengen, schlecht heilende Wunden, chronische Müdigkeit, Juckreiz, besonders im Genitalbereich.
Ab einem bestimmten Alter ist die jährliche ärztliche Untersuchung unabdingbar, zumal nicht behandelter Diabetes zu Erblinden, Gefäßverschluss z.B. an den Beinen und dem Herzen (koronare

Ernährungspyramide
Im unteren Teil Häufigkeitsangaben,
in der Spitze quantitative Angaben

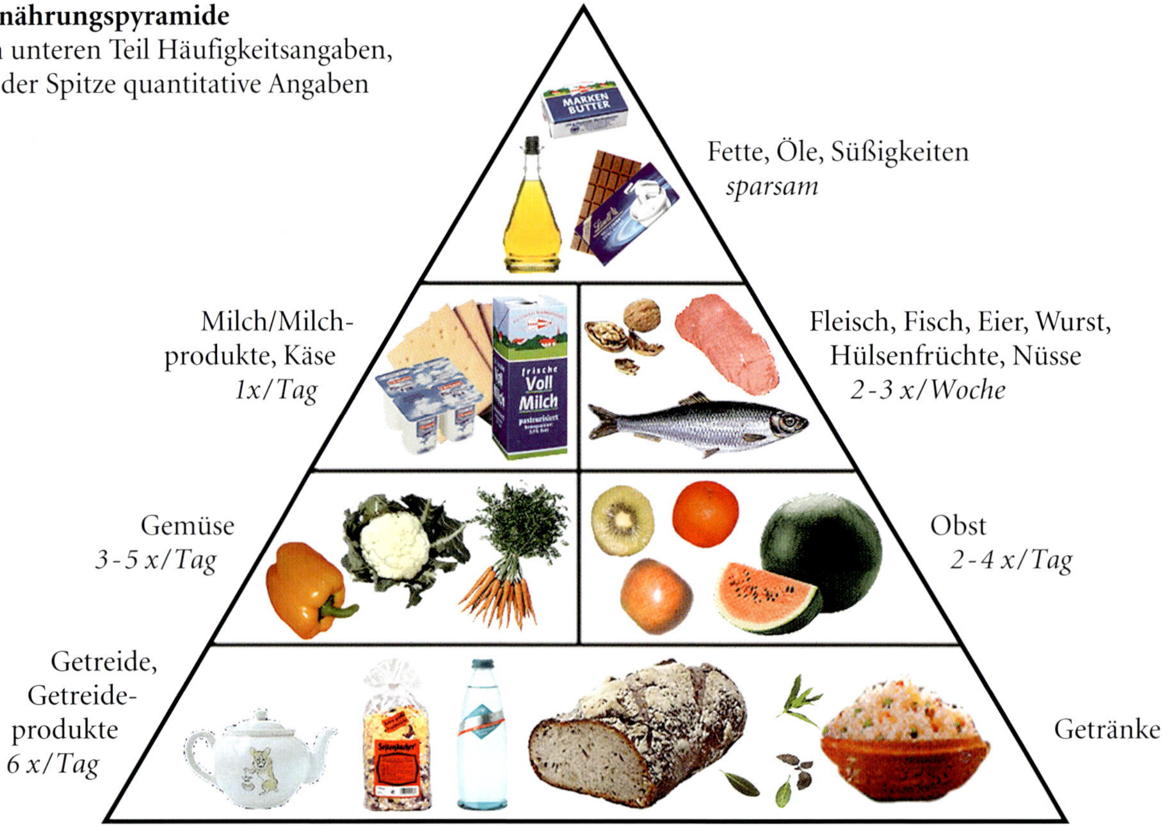

Herzkrankheit), schweren Nierenschäden führen kann.
Wird der Diabetes rechtzeitig erkannt, so ist eine sehr erfolgreiche Behandlung durch den Arzt möglich. Ein Altersdiabetes wird dabei zuerst mit einer Umstellung der Ernährung, Gewichtsreduktion und Ausdauertraining behandelt. In vielen Fällen führen bereits diese Maßnahmen zur Normalisierung des Blutzuckers. Erst wenn sie nicht helfen, wird der Arzt Medikamente verschreiben.
Diabetiker müssen ihre Nahrungsmenge nach so genannten Broteinheiten oder Berechnungseinheiten berechnen. Dazu gibt es Tabellen bzw. Anleitungen durch Diätassistentinnen oder Kliniken. Ganz allgemein gilt: Wenigstens 5, besser 6-7 kleine Mahlzeiten/Tag. Die Ernährung sollte im Wesent-

lichen vollwertig sein und einen hohen Ballaststoff- und Rohkostanteil haben.
Beim Typ II B (übergewichtig) ist eine Berechnung der Nahrungsmenge auch im Hinblick auf die Gewichtsreduktion notwendig. Die Kalorienmenge sollte unter dem Bedarf des Körpers liegen.

Ernährung: Die tägliche Nahrung des Diabetikers kann in Form einer Pyramide dargestellt werden. Unten eine breite Ebene. Sie enthält alles aus Getreide und Wasser bzw. Kräuter oder Früchtetee.
Brot enthält zwar auch Zucker, aber diese so genannten komplexen Zucker werden vom Körper langsam verarbeitet und führen nicht zu einem plötzlichen Blutzuckeranstieg. Empfohlen werden vor allem Vollkornbrot und andere Erzeugnisse aus vollem Korn, die auch eine entsprechende Menge Ballaststoffe enthalten, um den Darm zu beschäftigen und eine verlangsamte Zuckeraufnahme zu ermöglichen. Aus dieser Ebene sollte zu jeder Hauptmahlzeit etwas entnommen werden.
Die 2. Ebene enthält Obst und Gemüse. Wenigstens 3 der täglichen Mahlzeiten sollten dieser 2. Ebene entstammen, wobei 2/3 als Rohkost gegessen werden sollen, falls Rohkost vertragen wird.
Auf der dritten Ebene befinden sich eiweißhaltige Lebensmittel, Fleisch, Fisch, Milchprodukte. Ein bis zwei der täglichen Mahlzeiten sollten Produkte dieser Ebene enthalten.
Schließlich die oberste Ebene mit Zucker, Fett, Süßigkeiten, die in geringer Menge in der täglichen Nahrung vorkommen dürfen. Das Fett sollte grundsätzlich pflanzliches Fett sein, z. B. Margarine aus ungehärteten pflanzlichen Ölen (nicht irgendeine Margarine bzw. Diätmargarine).

Alles Kochen für den Diabetiker spielt sich im Rahmen dieser Pyramide ab. Dabei ist mit dem behandelnden Arzt die Kalorienmenge festzulegen. Es genügt nicht, einzelne Mahlzeiten zu planen, sondern im Rahmen eines Tagesplanes muss man Sorge tragen, dass entsprechend der Regel der Nahrungspyramide alle Nahrungsbestandteile, Kohlenhydrate, Eiweiß, Fett, Vitamine, Mineralien, Ballaststoffe ausgewogen in der Nahrung enthalten sind.

Durchblutungsstörung

Missverhältnis zwischen Bedarf und Sauerstoffangebot, durch Engstellung der Gefäße und Gefäßverkalkung siehe *Arteriosklerose*.

Ernährung
Eine günstige Wirkung auf die Durchblutung haben:
- Thymiantee, Schwarztee, kleine Menge Kaffee, Knoblauch, Pfeffer in kleinen Mengen, Weißdorn, Grüntee, Mango, Walnüsse
- Ein oder zwei Fäden Safran als Zusatz zum Tee
- Meiden: starker Kaffee

Physikalische Therapie
Ansteigende Teilfernbäder (während 10 Minuten Temperatur von 35 auf 44 Grad ansteigen lassen), Ort muss fern von der Durchblutungsstörung liegen, weil mehr Sauerstoff benötigt wird, z. B. bei Störung am Kopf, Arm- oder Beinbäder.
- Fichtennadelbäder, Rosmarinbäder
- CO_2-Fußbäder; der Kohlendioxid-Badezusatz kann über die Apotheke bezogen werden.

Phytotherapie
Kräutertee:

Arnica	10 g
Buchweizenkraut	10 g
Honigklee	20 g
Waldmeisterkraut	10 g
Weißdornblätter mit Blüten	20 g
Mistelblätter	30 g

3-mal täglich 1 TL dieser Mischung in einer Tasse mit kochend heißem Wasser anbrühen, 5 Minuten ziehen lassen, abfiltern und eine halbe Stunde nach den Mahlzeiten schluckweise trinken.

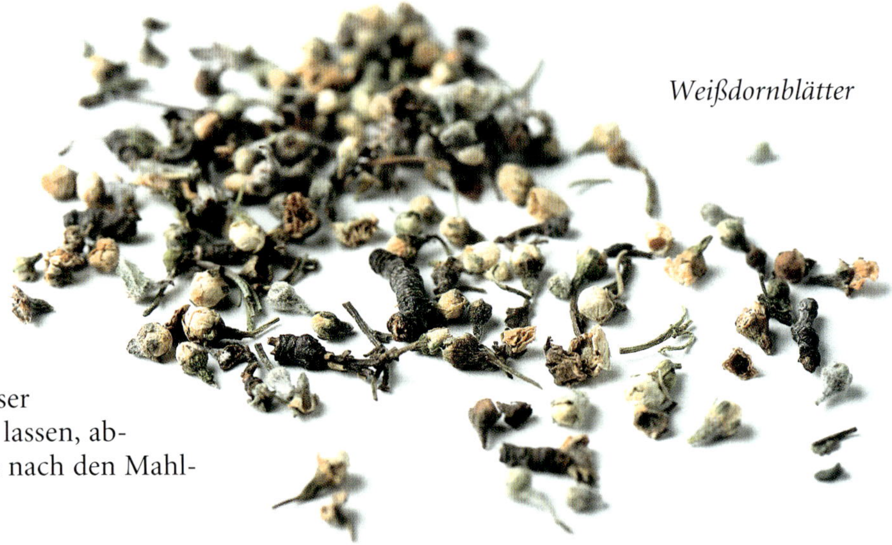

Weißdornblätter

Durchfall

Mehr als drei Stühle am Tag oder gehäufte weiche Stühle mit Bauchkrämpfen, aufgrund von bakteriellen Infektionen, bei Fehlernährung oder als Ausdruck eines psychischen Problems siehe *Angst/Nervosität*.

Besonders bei Kindern droht eine lebensgefährliche Austrocknung bei einem dünnflüssigen Stuhlgang, der länger als 1 Tag andauert. In einem solchen Fall Arzt aufsuchen. Desgleichen bei Erwachsenen, wenn Durchfall länger als 4 Tage andauert.

Ernährung

- kein Fett, kein Fleisch
- Flüssigkeitsersatz durch viel trinken

Aufbauende Ernährung:

- Brei aus Banane und geriebenem geschältem Apfel, Reisbreis mit Joghurt, gut salzen.
- Apfel reiben und braun werden lassen.
- Schwarzer Johannisbeersaft (Gerbstoffe) vor allem bei chronischen Durchfällen.
- Getrocknete Heidelbeeren, die auch geeignet sind, der Flaschennahrung für Babys beigemischt zu werden.
- Besonders wirksam für Erwachsene: getrocknete Heidelbeeren in Rotwein gekocht.
- Knoblauchbrei mit Zitrone siehe *Darmentzündung*.

Phytotherapie

- Teemischung: Kamille, Schwarztee, Melisse, Fenchel mit Kandiszucker und Salzzugabe
- Heilerde, mehrmals täglich 1 TL (auch mit Tee)

- Blutwurz als Tee siehe *Darmentzündung*, Zubereitung siehe auch *Mund, Aphthen*, von diesem Tee 3 Tassen täglich trinken.
- Tee zur Heilung gereizter Schleimhäute:
  3 EL geschroteten Leinsamen in 1/2 l Wasser geben, 15 Minuten lang kochen. Den Schleim sehr sorgfältig abfiltern und mit ihm 1 TL Kamillenblüten und 2 TL Malvenblüten übergießen. 10 Minuten ziehen lassen, durchseihen und 3-mal täglich 1 Tasse in kleinen Schlucken trinken.

Homöopathie
Okoubaka Globuli D4: Unentbehrlich vor allem für die Reiseapotheke. Bei Durchfällen, besonders auf Grund von Vergiftungen, Infektionen, Reisedurchfall, grippalen Infekten, Tropenkrankheiten, Kinderkrankheiten.

Siehe auch *Lebensmittelvergiftung*.

Endometriose

Versprengung von Gebärmutterschleimhaut an Orte des Körpers, wo natürlicherweise keine Gebärmutterschleimhaut vorkommt, z. B. in die Blase, in den Dickdarm, in die Bauchhöhle, in den Eierstock. Durch monatliche Blutungen an diesen Stellen, wo das Blut nicht abfließen kann, kommt es zu starken Regelschmerzen. Kinderlosigkeit wird oft im Zusammenhang mit einer Endometriose gesehen.
Die Ursache ist unklar, das Hormonungleichgewicht, möglicherweise auch durch psychische Faktoren beeinflusst, spielt eine Rolle.

Phytotherapie
- Mönchspfeffer Urtinktur oder Tabletten
- Frauenmantel Urtinktur, je 2 x 10 Tropfen in wenig Wasser einnehmen
- Weidenrindentee: 1 TL fein geschnittene Weidenrinde mit 1/4 Liter kaltem Wasser ansetzen, ganz langsam zum Kochen bringen, 5 Min. ziehen lassen, abseihen. 2 - 3 x täglich 1 Tasse.

Siehe auch: *Menstruation, schmerzhafte Blutung*.

Erkältungskrankheiten

Bei Erkältungskrankheiten ohne Fieber oder höchstens mit erhöhter Temperatur handelt es sich um Entzündungen der oberen Luftwege durch Viren- oder Bakterieninfektion.
Zwei Erkältungen pro Jahr sind bei Erwachsenen normal, bei Kindern fünf. Sind es mehr, muss über eine Abwehrschwäche nachgedacht werden (siehe *Immunschwäche*). Ein gehäuftes Auftreten kann allerdings auch psychosomatisch bedingt sein: »Die Nase von etwas voll haben!« als Zeichen einer Überforderung.

Vorbeugung
Stärkung der Immunabwehr
(siehe *Immunschwäche*)

Lebensführung
- eine geregelte Lebensführung
- regelmäßige Bewegung an der frischen Luft (Sport)

- Verzicht auf Genussgifte
- Vermeiden von kalten Füßen (sie bewirken eine Minderdurchblutung der Atemwege, siehe *Füße, kalte*)
- Wohnräume, besonders Schlafräume, nicht überheizen
- positive Lebenseinstellung anstreben

Phytotherapie
Zum Einnehmen:

- Echinacea purpurea D4
- Thuja D6
- Baptisia D6
- Popolis D6 (je 5 Tropfen auf ein Glas Wasser) kurmäßige Einnahme nie über 6 Wochen am Stück, nach 4 Wochen Pause kann die Kur wiederholt werden.

Oder:

- *Frischpflanzentropfen:*

Echinacea-Tinktur	15 ml
Taigawurzeltinktur	10 ml
Thymiantinktur	10 ml
Huflattichtinktur	10 ml

Die angegebenen Tinkturen in einer geeigneten Flasche (braune Arzneimittelflasche von ca. 50 ml Fassungsvermögen) mischen und gut miteinander verschütteln. Dreimal täglich 15 Tropfen der Mischung in wenig Wasser vor den Mahlzeiten einnehmen.
Nach höchstens vier Wochen eine Pause von zwei bis vier Wochen einlegen, dann die Kur wiederholen.

Maßnahmen bei den ersten Anzeichen einer Erkältung

Ernährung
- viel frische Früchte essen oder Sanddornsaft trinken (1 EL in 1 Glas Wasser zur Hauptmahlzeit)
- in der Apotheke Ascorbinsäure (= Vitamin C) kaufen und täglich bis zu 10 x eine Messerspitze in Flüssigkeit einnehmen oder retardierte Vitamin C Kapseln. Im Infekt vorübergehend bis 1 g/Tag, bei Schulkindern Dosis halbieren.
- Speisen mit viel frischen Zwiebeln, Knoblauch und Meerrettich würzen.

Physikalische Therapie
- ansteigendes Fußbad: (Eimer mit ca. 33 Grad warmem Wasser füllen, beide Füße bis zu den Waden hineinstellen und innerhalb von 30 Minuten die Temperatur durch Zugabe von heißem Wasser allmählich auf 40 bis 42 Grad steigern.) Anschließend Beine abtrocknen und im Bett ca. 30 Minuten ruhen.
- Zwiebelsocken: (eine mittelgroße Zwiebel halbieren und beide Fußsohlen kräftig mit den Schnittflächen der Zwiebelhälften abreiben. Wollsocken anziehen und ca. 30 Minuten im Bett ruhen oder das Ganze vor dem Schlafengehen anwenden.
- heiße Fichtennadel- oder Wacholderbäder

Halsweh

siehe *Angina tonsillaris*

Heiserkeit

Bei Heiserkeit liegt eine Entzündung des Kehlkopfes unter Beteiligung der Stimmbänder vor. Dauert eine Heiserkeit länger als zwei Wochen, muss unbedingt der Arzt aufgesucht werden.

Phytotherapie

- Isländisch Moos als Lutschpastillen mehrmals täglich
  oder:
- Thymianpastillen
  oder:
- Primelpastillen
- Kamillendampf (4 Hand voll Kamillenblüten mit zwei Liter kochendem Wasser überbrühen und einige Tropfen Olivenöl beifügen. Den Dampf inhalieren.
  Oder:
- Thymiandampf
- Kräutertee zum Gurgeln:

Bibernellwurzel	10 g
Vogelbeeren	20 g
Arnicablüten	10 g
Eibischwurzeln	20 g
Huflattichblüten	20 g

  Die Drogen gut mischen und dreimal täglich 1 EL der Mischung mit einer Tasse kochendem Wasser überbrühen, fünf Minuten ziehen lassen, abseihen, nach den Mahlzeiten gurgeln.
- 1 TL Apfelessig in 1/2 Glas warmes Wasser geben und stündlich damit gurgeln. Nach jedem Gurgeln einen Mund voll schlucken.

Homöopathie

- Verbascum D6 (Heiserkeit nach Überanstrengung der Stimme)
- Spongia D6 (Heiserkeit durch Reden und Singen)

Husten

Husten ist eine Schutzreaktion des Körpers, um die Atemwege von verstopfenden und reizauslösenden Ablagerungen (Schleim, Umweltgifte) zu befreien. Er tritt in der Regel bei Erkältungskrankheiten auf, kann jedoch auch Hinweis auf eine Reihe innerer Erkrankungen, z. B. Lunge, Herz sein. Bei Auswurf liegt wahrscheinlich eine Bronchitis vor, siehe *Bronchitis*.

Phytotherapie

- Eukalyptusblätter- oder Kamillendampf (siehe *Schnupfen*)
- Weitere Wickel siehe *Bronchitis*
- Man mischt Thymianöl und Nelkenöl zu je 10 Tropfen in 20 ml Olivenöl und massiert damit die Brust ein.
- Huflattich (lat. Tussi lago = ich vertreibe den

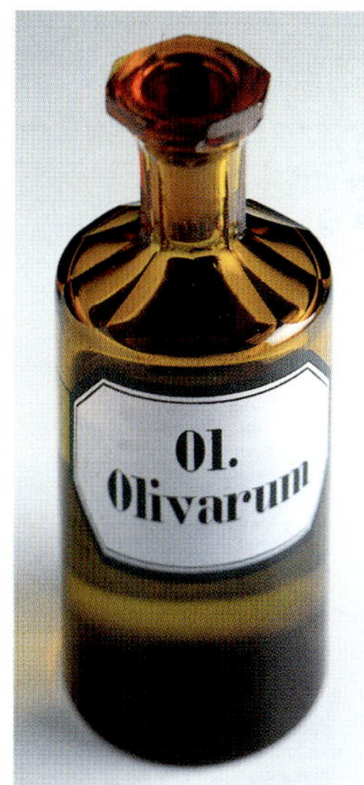

Oleum Olivarum

Husten), Thymian, Spitzwegerich, Eibisch, als Tee oder Pflanzensaft aus der Apotheke einzeln oder als Mischung einnehmen.

- Aus dem Fruchtapparat der Malve einen Hustentee bereiten und schluckweise trinken.
  Hustentee:

Huflattichblüten	20 g
Pestwurzwurzel	20 g
Thymianblätter	20 g
Spitzwegerichblätter	20 g
Königskerzenblüten	20 g
Malvenblüten	10 g

Der Tee wird gut gemischt und dann wird dreimal täglich ein Teelöffel der Mischung mit einer Tasse kochendem Wasser überbrüht. Zwei bis drei Minuten ziehen lassen, abseihen, mit Honig süßen, eine halbe Stunde nach den Mahlzeiten schluckweise trinken. Oder:

Schlüsselblumenwurzel	30 g
Anis, zerstoßen	10 g
Malvenblätter	10 g
Fenchel, zerstoßen	10 g

2 TL mit 1/4 Liter kochendem Wasser überbrühen, 10 Minuten ziehen lassen, mit Honig gesüßt (bei Diabetes nicht süßen) heiß trinken.

Hausmittel

- Selbst bereiteter Hustensaft: eine mittlere Zwiebel in Ringe schneiden und in ein kleines Schraubglas ca. 5 cm hoch schichten. Mit Honig bedecken. Dann wieder 5 cm Zwiebelscheiben, Honig usw., bis das Glas voll ist. Jeweils die neue Zwiebellage fest zusammenpressen. Über Nacht stehen lassen. Am nächsten Morgen Flüssigkeit abseihen und in eine Flasche füllen. Kühl und dunkel aufbewahren. Dieser Zwiebelsirup hält eine Woche. Erwachsene nehmen dreimal täglich zwei Teelöffel oder alle zwei Stunden, Kinder drei- bis sechsmal täglich 1/2 bis 1 TL.
- Sehr wirksam ist folgendes Mittel: Ein schwarzer Rettich wird ausgehöhlt und mit zerstoßenem Kandiszucker gefüllt. Dann wird er in einem engen Glas aufrecht aufgestellt. In seiner Höhlung entsteht über Nacht ein dunkler Saft, der in eine Flasche abgefüllt werden kann und sich im Kühlschrank eine Woche hält. Erwachsene und Kinder nehmen ihn in der gleichen Dosierung ein wie den Zwiebelsirup.
- Ein Liter frisch gepflückte Huflattichblüten mit Hüllkelch wird im Frühjahr mit einem Pfund pulverisiertem Kandiszucker vermengt und gut gemischt. In einem gut verschließbaren Glasgefäß wird diese Mischung an einen Ort mit gleich bleibender Wärme zur Vergärung gestellt. Man empfiehlt, das Glas im Garten in 50 cm Tiefe zu vergraben. Ist die Vergärung nach einigen Wochen abgeschlossen, wird der Sirup durch ein Sieb passiert und auf 70 Grad erwärmt. Man füllt den heißen Sirup in saubere Flaschen ab, in denen er sich hält. Teelöffelweise einnehmen. Bei akuten Beschwerden sechsmal täglich, sonst dreimal täglich.
- Huflattichblütenhonig: täglich frisch gesammelte Huflattichblüten in einem Literglas zu einer 5 cm dicken Schicht zusammenpressen und mit Honig bedecken. Das macht man so lange, jeden Tag, bis das Glas voll ist. Zum Schluss kommt eine Schicht aus Schlüsselblumen, Veilchen, Maßliebchenblüten. Das verschlossene Glas auf die warme sonnige Fensterbank stellen und ca. 2 Wochen stehen lassen. Dann wird der Honig von den

Blüten abgegossen und in kleine Gläser gefüllt. Teelöffelweise einnehmen (siehe oben).

- Quittenkerne über Nacht in lauwarmes Wasser einlegen, es entsteht ein Gel, von dem man dreimal täglich einen Teelöffel einnimmt.
- »Schmalzlappen«: in einer Pfanne Schweineschmalz erhitzen und von einem Geschirrtuch aufsaugen lassen. Man sollte den Schmalzlappen von der Temperatur her noch in der Hand halten können. Auf das Brustbein legen und mit Wolle z. B. Heilwolle, Wollschal, anliegendem Wollpullover abdecken. Der Schmalzlappen kann wiederholt verwendet werden. Immer wieder in der Pfanne (möglichst nicht mehr im Küchengebrauch) erhitzen.
  Für Kinder kann man eine gebrauchte Wollstrumpfhose im Zwickel für den Kopf aufschneiden und die Beine auf die Hälfte kürzen. Nun kann sie als anliegendes Leibchen verwendet werden.

Akupressur

Grübchen am Brustansatz des Halses 1 Minute massieren, siehe *Abbildung bei Schluckauf*.

Nebenhöhlenentzündung

Eine durch eine Infektion verursachte Entzündung der Schleimhäute der Stirn- bzw. Kieferhöhlen. Unbedingt Arzt aufsuchen!

Physikalische Therapie

1 EL schwarzes Senfmehl (Apotheke oder Drogerie) mit warmem Wasser zu einem dicken Brei anrühren, zwei kleine Kompressen, z. B. Taschentücher, damit bestreichen und auf Stirn bzw. Kieferhöhlen äußerlich auflegen. Kompresse nach 10 bis 30 Sekunden!! auf alle Fälle aber bei Brenngefühl entfernen. Einmal täglich bis zur Besserung. Diese Kompressen sind auch mit geriebenem Meerrettich möglich. Dieser reizt weniger (siehe auch *Schnupfen und Immunabwehr*).

- Physiologische Kochsalzlösung als abschwellende Nasentropfen: abgekochtes Wasser in ein leeres Fläschchen mit Pipette füllen. Eine Prise Salz zugeben und schütteln, bis das Salz sich gelöst hat. Einmal stündlich 1 Pipette dieser Lösung in jedes Nasenloch geben.
- Auf Muskelverspannungen und -verhärtungen im Schulterdreieck achten. Massieren oder Schröpfen.

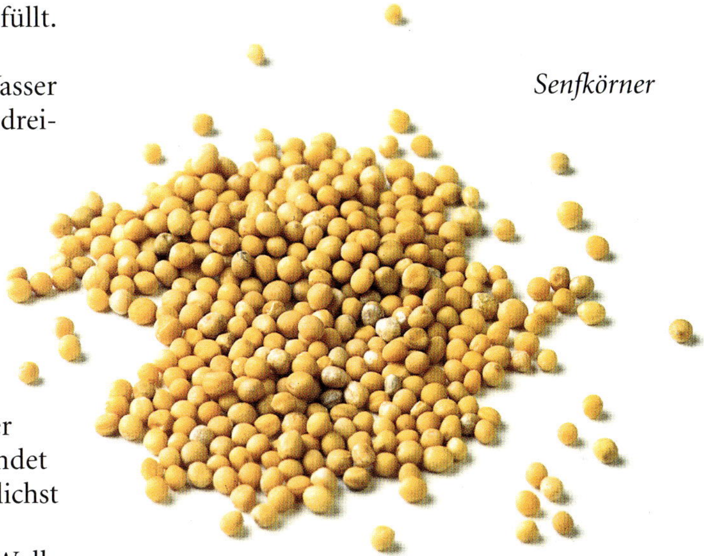

Senfkörner

Schnupfen

Schnupfen ist eine Erkrankung der Nasenschleimhäute, hervorgerufen durch eine Virusinfektion.

Vorbeugung
»Der nächste Schnupfen kommt bestimmt, doch nicht zu dem, der Thymian nimmt.«

Phytotherapie

- Kräutertee: 1 EL getrockneter wilder Thymian (Gwendel) wird in einer Kanne mit kochendem Wasser überbrüht, 15 Minuten ziehen lassen und über den Tag hinweg getrunken
  oder
- 5 Tropfen Thymiantinktur in eine Tasse ca. 70 Grad heißes Wasser geben und den Saft einer Zitrone beifügen, vor dem Schlafengehen trinken
  oder
- den eben genannten Thymiantinktur-Aufguss zum Inhalieren verwenden (siehe auch *Vorbeugung Erkältungskrankheiten*).

Wenn der Schnupfen kommt

Ernährung
möglichst wenig trinken

Physikalische Therapie

- 1 Tropfen Jodtinktur auf ein Glas warmes Wasser schluckweise trinken
- Kamillendampf oder Thymiandampf (zum Verfahren siehe *Angina tonsillaris*)
- Aufsteigende Fußbäder (s. *Erkältungskrankheiten*)

Wenn der Schnupfen da ist

»Ein Schnupfen dauert sieben Tage, wird er behandelt nur eine Woche!« Aber die »schlimmsten Leiden« lassen sich lindern.

Physikalische Therapie

- Vor dem Schlafengehen die Hände einige Zeit so heiß waschen, wie man es verträgt. Man hat dann die Nacht hindurch Luft.
- Über Nacht an einen Fuß nasse Socke anziehen, darüber eine trockene Wollsocke.

Homöopathische Mittel

- Allium cepa D4 (bei wässrigem Schnupfen, Niesreiz, Augentränen)
- Luffa D6 (trockene Nasenschleimhaut, Fließ- oder Stockschnupfen)
- Natrium chloratum D6 (mit Niesen beginnende Erkältung, starker Fließschnupfen, eingerissene Mundwinkel)

(je 3 Globuli in die Backentasche geben und dort bis zum Verschwinden lassen. Siehe Vorwort – *Methoden*). Siehe auch *Heuschnupfen.*

Am Tag **Akupressur**
Mit beiden Zeigefingern jeweils eine Minute leicht massierend pressen:

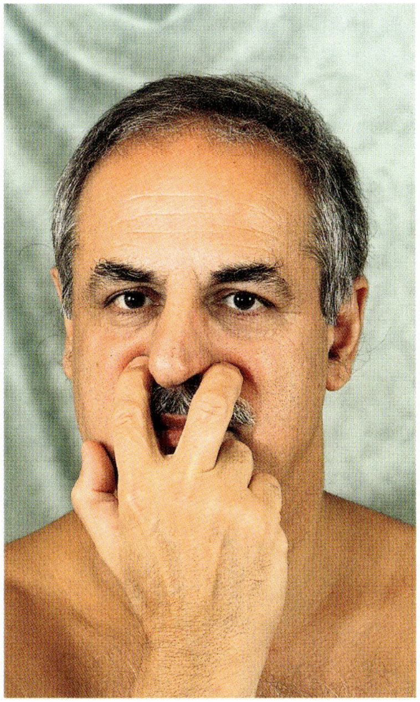

Akupressurpunkt zwischen Nase und Jochbein

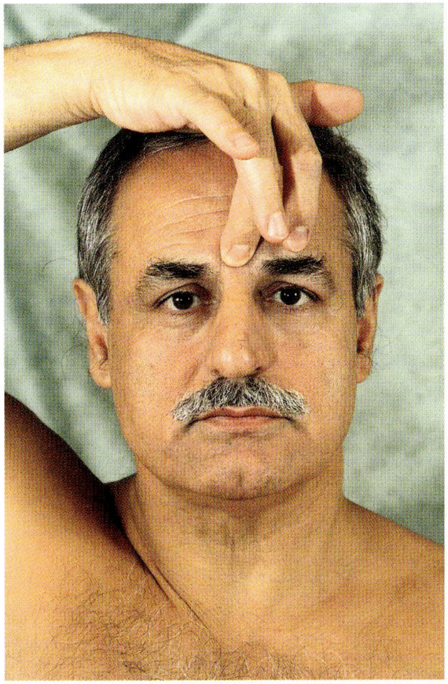

Akupressurpunkt zwischen den Augenbrauen

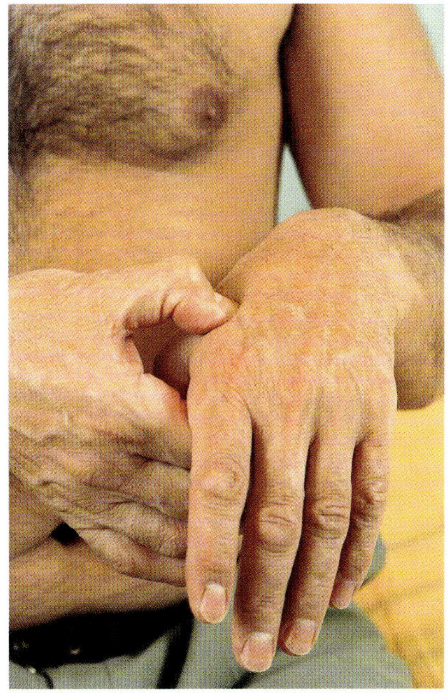

Akupressurpunkt auf der »Schwimmhaut«

- den schmerzhaften Punkt etwa im Drittel der Augenbrauen zur Nase hin.
- wo die Nasenflügel am weitesten ausladen in der Furche zwischen Nase und Jochbein.
- über der Nasenwurzel, zwischen den Augenbrauen

Mit dem Daumen:

- auf der »Schwimmhaut« zwischen Daumen und Zeigefinger außen, ganz oben. Den empfindlichen Punkt mit dem Daumen der anderen Hand suchen.

Die Akupressur dieses Punktes stoppt im Übrigen die laufende Nase rasch.

Mit dem Druck vorsichtig beginnen, langsam und gleichmäßig drücken (siehe Vorwort: *Methoden*). Abbildung siehe *Kopfschmerz*.

Ayurvedamittel
täglich 1 TL Rohrzucker mit 1/4 TL schwarzem Pfeffer vermischen und über den Tag hinweg einnehmen

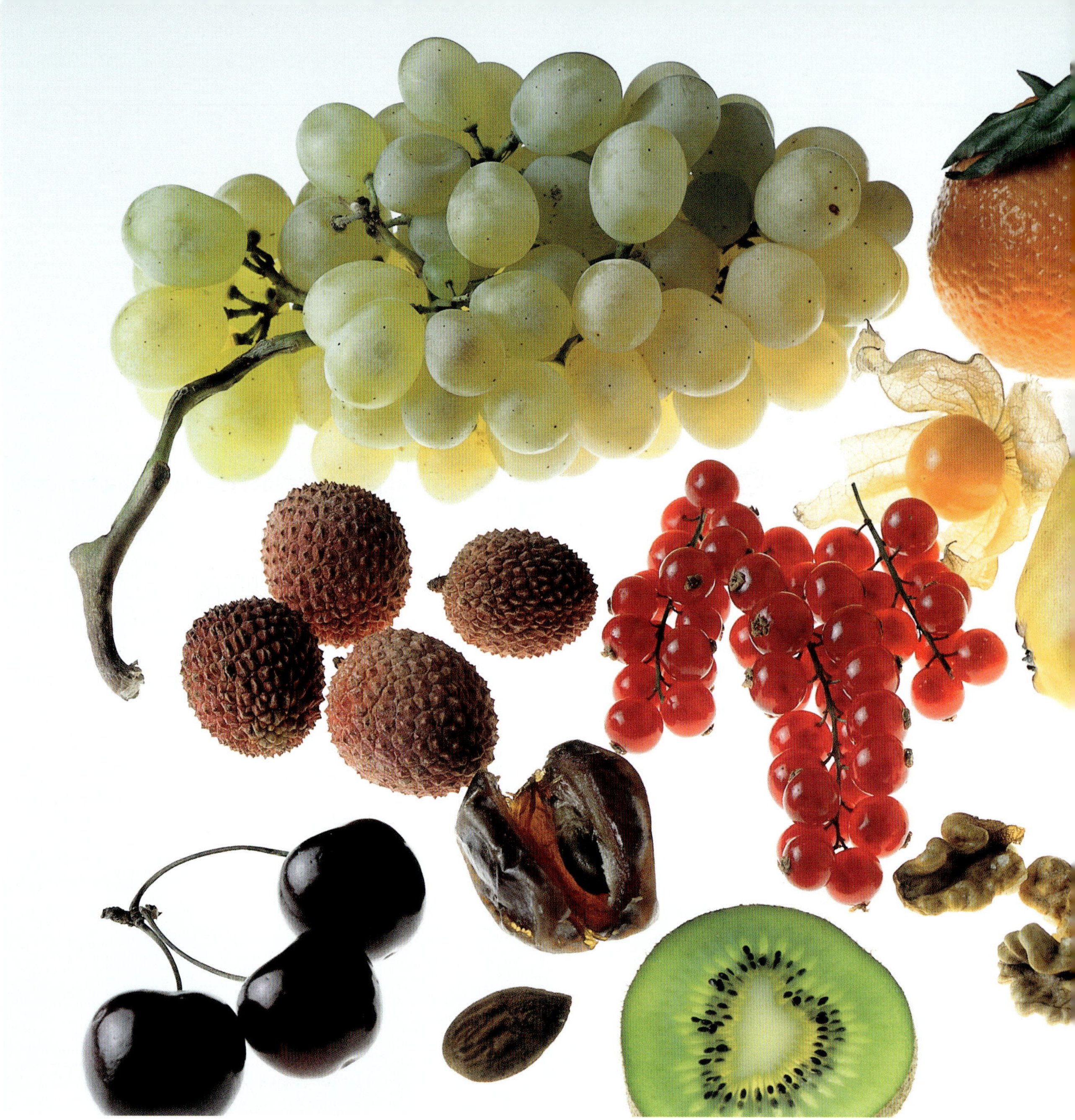

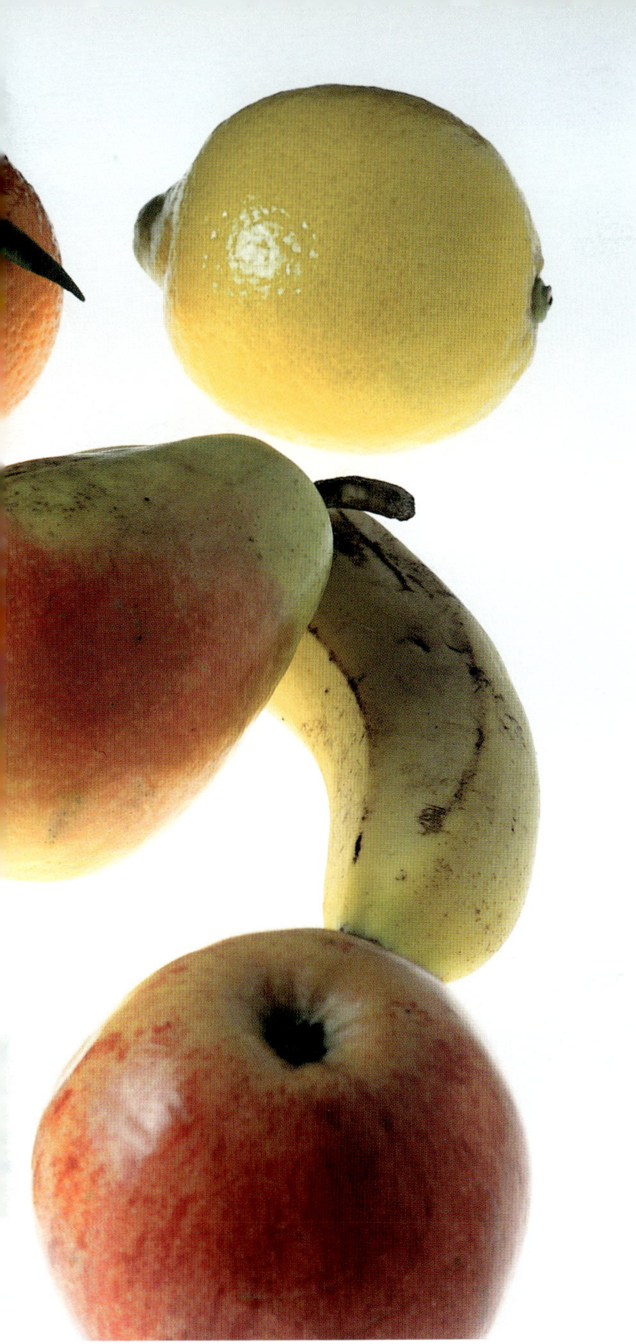

Ernährung

Die unter dem Stichwort ***Krankenernährung*** genannten Grundsätze gelten für jede gesunde Ernährung, insbesondere aber auch zur aktiven Krebsvorbeugung. Bei optimistischer Schätzung könnten bei gesunder Ernährung ca. 1/3 aller Krebsfälle vermieden werden.

Im Übrigen hier 10 Ratschläge für die Umstellung auf eine gesunde Ernährung:

1. Streichen von Fertiggerichten, Konserven, Lebensmittelpulvern aus dem Haushaltsplan, damit Vermeidung von Farb-, Konservierungs- und Geschmacksstoffen.
2. 4-5 kleinere Mahlzeiten. Keine unüberlegten Zwischenmahlzeiten, wenn der Heißhunger plagt.
3. Mahlzeit bei leichter Sättigung beenden. Lernen, den Teller ***nicht*** leer zu essen. Nach 19.00 Uhr möglichst nicht mehr essen. Nur essen, wenn die notwendige Ruhe vorhanden ist. »Arbeitsessen« möglichst vermeiden.
4. Umstellung von Weißmehl auf Vollkornmehl, Vollkornprodukte. Wenn möglich Brot selber backen. Das Vollkornbrot aus der Bäckerei kann durch Zuckercouleur oder Malz dunkel gefärbt sein.

Früchte sind ein wichtiger Bestandteil einer gesunden Ernährung.

5. Zuckerkonsum bewusst machen, Zuckerkonsum reduzieren oder, noch besser, vermeiden. Auf versteckte Zucker, auch Fruchtzucker (Sorbit, Maltit) achten. Vermeiden von übersüßten Sportgetränken. Zum Süßen empfehlenswert sind Fruchtdicksäfte.
6. Verringern von Mahlzeiten mit hohem tierischen Eiweißgehalt. Zug um Zug warme Fleischmahlzeiten durch warme vegetarische Mahlzeiten ersetzen.
7. Täglich frisches Obst und Gemüse, davon ein Teil als Rohkost (auf Verträglichkeit achten), wenn möglich zu allen Mahlzeiten.
8. Fettverbrauch reduzieren: Wenn möglich zum Braten und Dünsten Butterschmalz oder Olivenöl verwenden. Für Salate kaltgepresste Öle wie Oliven-, Leinsamen-, Distel-, Nussöle und Rapsöl (enthält als einziges Speiseöl Omega-3-Fettsäuren), als Brotaufstrich Butter in geringen Mengen oder ungehärtete Reformhausmargarine.
9. Alkoholkonsum bewusst machen und reduzieren. Die Alkoholaufnahme sollte beim Mann 50-60 g Alkohol pro Tag nicht übersteigen, bei der Frau 20-30 g pro Tag. 1 Liter Wein enthält je nach Art des Weines ca. 100 g Alkohol.
10. Ernährungsumstellung kann man nicht erzwingen, die Familie mit gutem Vorbild überzeugen. Vor allem nicht alle Grundsätze auf einmal anwenden, sondern Schritt für Schritt verwirklichen.

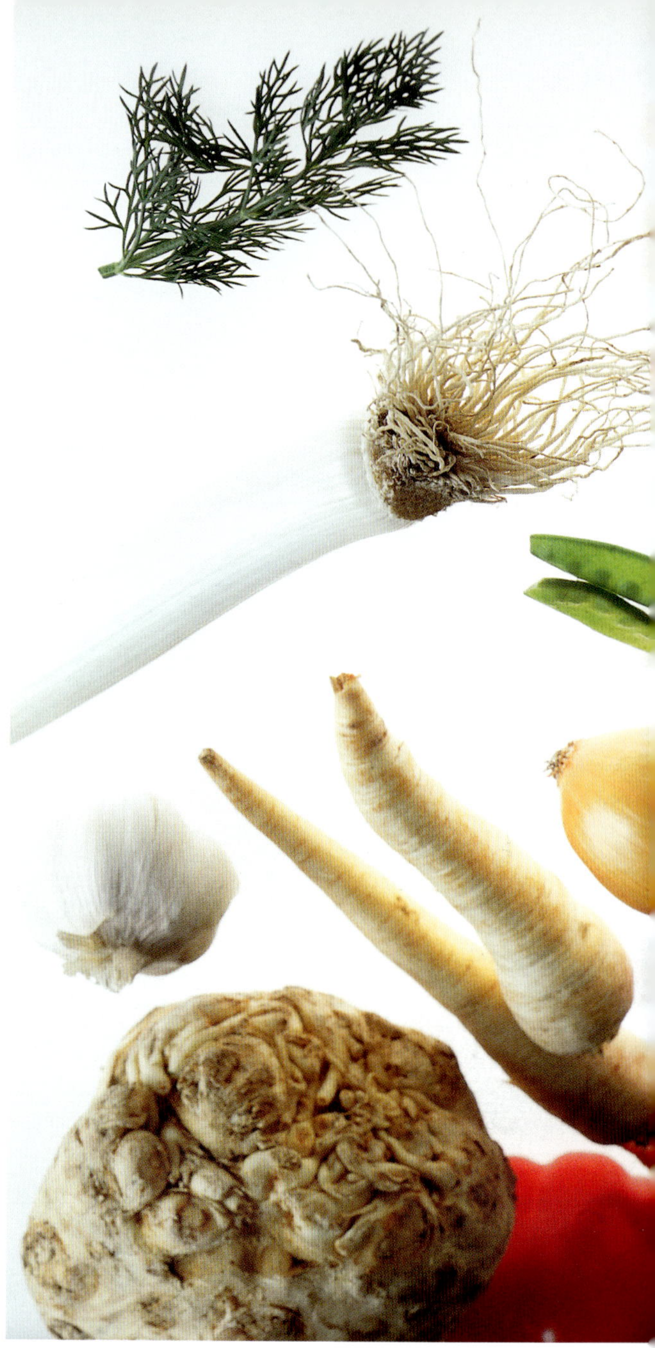

Bei einer gesunden Ernährung gehört Gemüse täglich auf den Speiseplan.

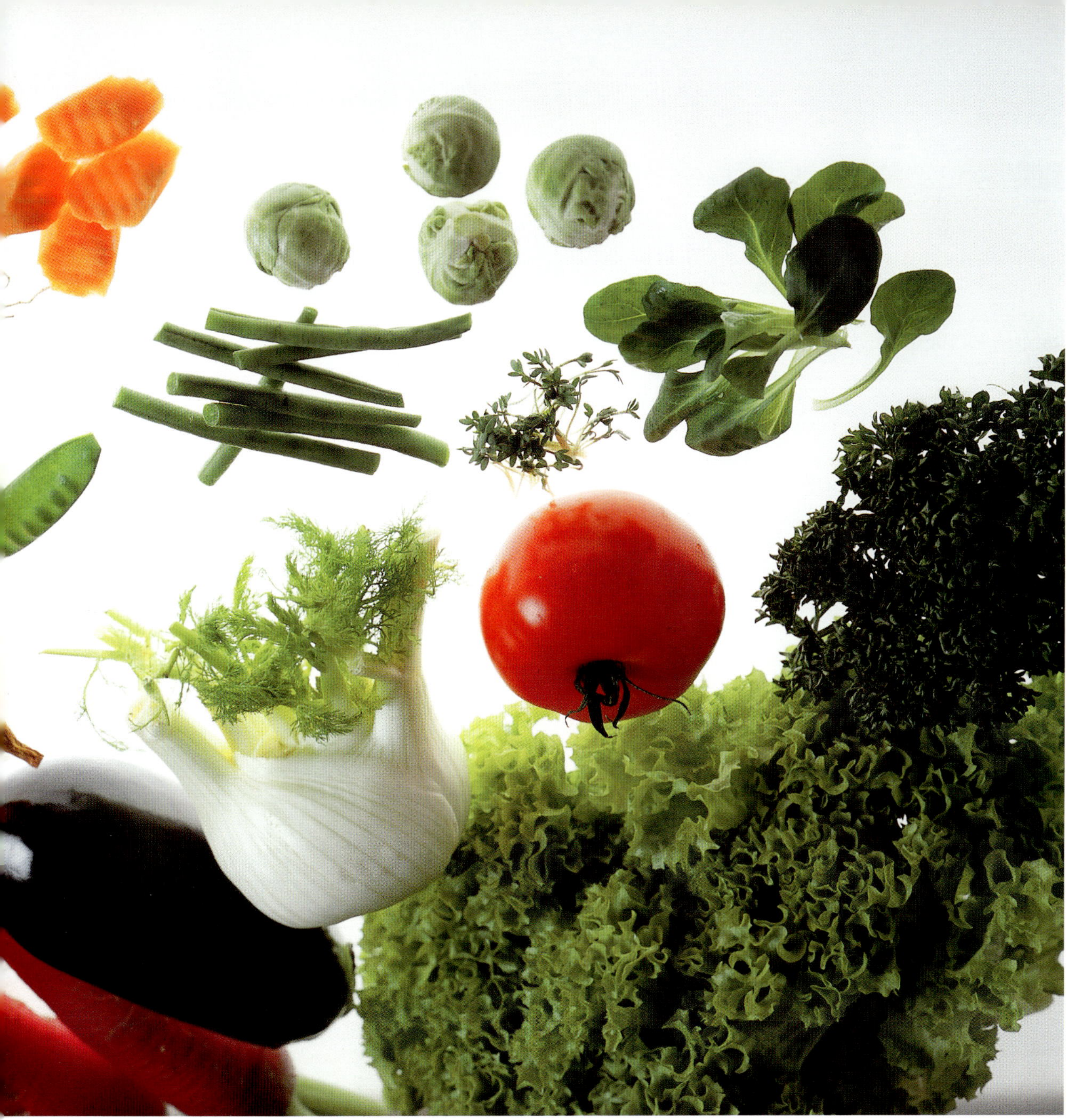

Fasten

Fasten gehört wie das Essen zum täglichen Leben. Wir alle fasten während des Nachtschlafes, aus der christlichen Religion ist zum Beispiel die Fastenzeit vor Ostern bekannt, die Muslime legen alljährlich einen Fastenmonat, den Ramadan, ein. Auch aus dem Tierreich sind uns zahlreiche Beispiele für das Fasten bekannt (Winterschlaf).

Das Heilfasten steht ganz unter dem Motto der Ausscheidung. Die Ausscheidung von Giftstoffen aus dem Körper wird gefördert, auch geistiger Ballast soll über Bord geworfen werden. Es dient beim Gesunden der Erhaltung der Gesundheit und kann beim Kranken das Leiden lindern oder zur Heilung beitragen. Das Fasten steigert auch die Wahrscheinlichkeit des Entstehens einer Schwangerschaft.

Wer gesund ist und keinerlei Medikamente regelmäßig einnimmt, kann auf eigene Faust ohne ärztliche Begleitung bis zu 42 Tage am Stück fasten. Wer aber regelmäßig Medikamente einnimmt oder unter einer chronischen Krankheit leidet, darf **nur unter ärztlicher Aufsicht** fasten.

Sehr wirkungsvoll hat sich das Fasten in der Behandlung von folgenden Krankheiten gezeigt: Übergewicht, Stoffwechselstörungen wie hohe Blutfette, Gicht, Schmerzen aller Art, z. B. Migräne, Bluthochdruck, rheumatische Erkrankungen, entzündliche Darmerkrankungen, Neurodermitis und andere Hauterkrankungen, Asthma bronchiale und behandelte Krebsleiden. Nicht gefastet werden sollte bei starkem Untergewicht, Essstörungen, Psychosen und unbehandeltem Krebsleiden.

Es gibt verschiedene Formen des Fastens. Am bekanntesten ist das Fasten nach Buchinger und Lützner (Saft- und Brühefasten) sowie die Mayr-Fastenkur (Semmelnfasten).

Fasten führt zu einer Erfrischung des Körpers und der Seele. Es bedeutet auch einen bewussten, zeitweisen Verzicht auf Genussmittel wie Kaffee, Nikotin, Alkohol, Drogen ... Fasten kann man sowohl im Urlaub wie auch während normaler Berufstätigkeit. Die Fastenzeit sollte mindestens 5 Tage betragen, daran schließt sich der Nahrungsaufbau an, der 1/3 der Fastentage dauert.

Durch das Fasten schärft man alle Sinne. Man hat die Chance, seine Ernährungsgewohnheiten zu überdenken und zu ändern.

Nach dem Fasten bietet sich zur Steigerung der körpereigenen Abwehr ein Darmaufbau (siehe dort) an. Zur Körperpflege während des Fastens: *siehe Ganzkörperbürstenmassage* unter dem Stichwort *Haut.*

Wer sich zum Fasten entschließt, sollte sich über die Durchführung durch Lesen entsprechender Lektüre informieren.

Fettstoffwechselstörung

Eine Vermehrung von Fettstoffen im Blut (Triglyceride, Cholesterin). Entsteht durch Fehlernährung, zu fettreiche Kost, Alkohol, als Begleiterscheinung verschiedener Erkrankungen z. B. Diabetes mellitus, Schilddrüsenunterfunktion usw., als Nebenwirkung bestimmter Medikamente z. B. Antibabypille, Cortison, bestimmte entwässernde Medikamente. Oder sie ist anlagebedingt.

Länger bestehende Störungen stellen ein Risiko für Arteriosklerose dar (*siehe dort*).

In der Regel bereiten Fettstoffwechselstörungen keinerlei Beschwerden und werden zufällig bei einer Blutuntersuchung festgestellt. Es gibt keine Frühwarnzeichen. Eine plötzliche Erhöhung von Triglyceriden kann zu einer Bauchspeicheldrüsen-Entzündung führen.
Bei erhöhten Blutfettwerten ist eine ärztliche Behandlung dringend erforderlich.

Lebensführung
Ausgewogene körperliche Bewegung, Ausdauertraining (3-mal wöchentlich mindestens 30 Minuten, nur dann ist eine stoffwechselaktive Wirkung gegeben).

Ernährung
Ernährungsumstellung auf fett- und cholesterinreduzierte Kost im Sinne einer Vollwertkost, wobei sich eine laktovegetative Ernährung besonders positiv auswirkt. Bei Übergewicht Gewichtsreduktion anstreben. Heilfasten ist besonders empfehlenswert zur Umstimmung des Organismus und zur Umstellung auf eine neue Ernährungsform.
Ernährungstipps:

- Aufnahme gesättigter Fettsäuren einschränken durch Verzicht auf Fleisch, Wurst, Bratfette. Cholesterinaufnahme einschränken. Tierische Eiweiße möglichst durch pflanzliche ersetzen.
- Kaltgepresste Pflanzenöle verwenden (Oliven-, Raps, und Keimöl von Mais und Soja).
- Ballaststoffreiche Nahrungsmittel vermehren.
- Alkohol einschränken.
- Reichlich trinken (Wasser, Tee).
- 5 Mahlzeiten, jede Mahlzeit sollte Gemüse oder Früchte beinhalten (5-mal gelb und grün und rot!) Nützlich ist die Aufnahme von Pektinen, die in Apfelschalen (Apfelschalentee oder Äpfel mit Schale) enthalten sind, ebenso Knoblauch, Bärlauch, Artischocke, Löwenzahn.

Phytotherapie
Teemischung:

Artischockenblätter	60 g
Pfefferminzblätter	40 g

2- bis 3-mal täglich 1 TL dieser Mischung in einer Tasse mit kochend heißem Wasser anbrühen, kurz ziehen lassen, abfiltern und mit Honig gesüßt oder ungesüßt nach den Mahlzeiten trinken.

Fieber

Fieber ist eine natürliche Reaktion des Körpers, um sich gegen schädliche äußere Einflüsse durch die Temperaturerhöhung zur Wehr zu setzen. Es werden Stoffwechselvorgänge angekurbelt und manche hitzelabilen Viren oder Bakterien angegriffen. Das körpereigene Immunsystem wird verstärkt angeregt.

Ernährung
Leichte Kost. Viel Trinken ist wichtig, um damit die Ausscheidung von schädlichen Stoffen und Giften zu unterstützen, frische Luft, Bettruhe.

Bei Fieber sind 3 Phasen zu unterscheiden:

- Die Phase des **Fieberanstiegs** (frieren, trockene Häute und Schleimhäute, allgemeines Unwohlsein, der Kopf ist heiß, die Haut kühl, Frösteln. Sind die Waden noch kühl, kann man von einem weiteren Fieberanstieg ausgehen).

- Die **Phase der konstanten Temperatur** (der Fiebernde friert und glüht, Kopf und Körper sind heiß und trocken, Puls und Atmung sind beschleunigt, das Allgemeinbefinden ist beeinträchtigt, d. h. Schmerzen im Kopf, in den Gliedern und am Rücken)
- Die Phase des **Fieberabfalls** (Haut wird feucht, der Fiebernde beginnt zu schwitzen

In der Phase des Fieberanstiegs ist Wärmezufuhr hilfreich, etwa durch heißen Tee wie Holunder oder Lindenblütentee oder durch ein ansteigendes Fußbad.

Physikalische Therapie

Pulswickel mit Arnica oder Zitrone:
Arnicatinktur oder Zitronensaft werden auf Bänder von Bourretteseide oder Baumwolle gegeben, die 3-mal um Gelenke reichen. Als Übertuch verwendet man ein breiteres Wolltuch oder Pulswärmer.

- Wickel mit 35 bis 40 Grad heißem Wasser (bei ansteigendem Fieber)
- Puls- oder Wadenwickel mit bis 25 Grad kühlem Wasser (bei konstantem Fieber). Die Temperatur des Wickels sollte 10 Grad unter der Fiebertemperatur liegen.
- Wickel alle 10 Minuten erneuern. Nach dreimaligem Wechsel mehrstündige Pause.

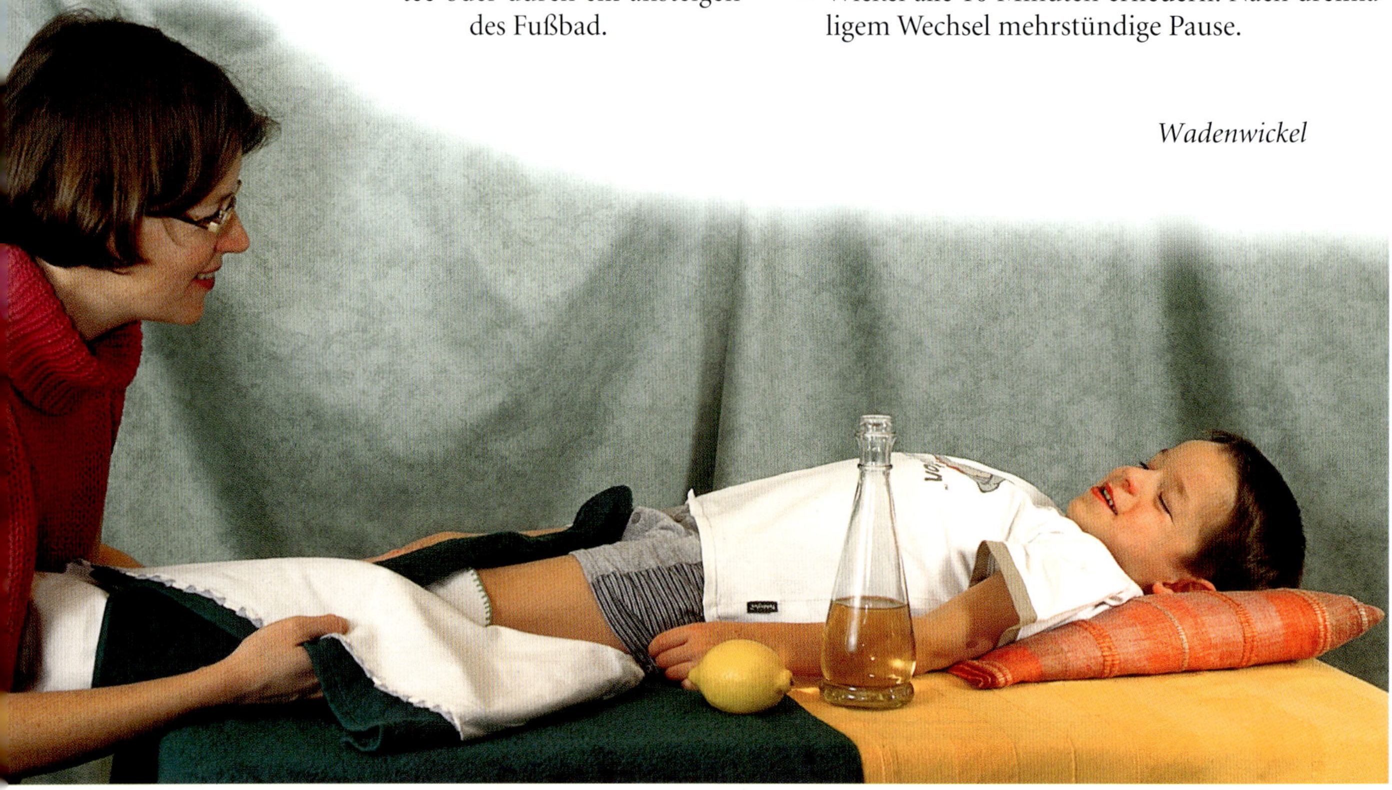

Wadenwickel

Essig oder Zitronensaftzusatz ist wünschenswert bei den Wickeln. Dauer 10 bis 20 Minuten. Tücher abnehmen, bevor sie warm und trocken werden. Die verwendeten Innentücher zwischen den Gängen gut waschen.
In der Phase des konstanten Fiebers und bei starker Unruhe des Patienten sollte das Fieber durch kühle Wadenwickel gesenkt werden, zu empfehlen ist auch ein Einlauf mit einem Liter körperwarmem Wasser bei Erwachsenen oder Waschungen nach Kneipp, siehe auch *Wickel*.

Fieberabfall:

- Unterstützung durch reichliches Trinken, Waschungen nach Kneipp.
- Alternativ zum Wadenwickel kann auch ein Essigstrumpf nach Kneipp angewendet werden: 1 Teil Essig mit 5 Teilen lauwarmem Wasser mischen, Baumwollstrumpf eintauchen, auswringen und gleich anziehen. Beide Beine mit einem wollenen Tuch umwickeln. Strümpfe 1 Stunde an beiden Beinen lassen. Nur bei warmen Waden anwenden.
- Einlauf: Er hilft Abbauprodukte und Gifte aus dem Darm auszuscheiden. Er ist für jedes Alter anwendbar, auch bei Säuglingen, außer bei Verdacht auf Darm- oder Blinddarmentzündung (Schmerzen im Unterbauch)
  - Säugling 70 - 100 ml
  - Kleinkinder bis 250 ml
  - Schulkinder bis 500 ml
  - Erwachsene 1 l

  Wassertemperatur etwas niedriger als Fiebertemperatur 36 bis 37 Grad. Irrigatorschlauch gut eincremen, in Seitenlage oder im Vierfüßlerstand Wasser langsam einlaufen lassen. Das Wasser etwa 10 Minuten anhalten, der Darm entleert sich danach von Wasser und Kot. Danach Bettruhe.
- Zwiebelsocke siehe *Erkältungskrankheit*.

Phytotherapie

Bei ansteigendem Fieber: Zufuhr von warmer Flüssigkeit. Holunder- und Lindenblütentee gemischt, 2 TL als Aufguss für 1 Tasse, mehrmals täglich 1 Tasse trinken, nach Geschmack mit Honig süßen.
Tee, der auch in großen Mengen zu trinken ist:

Hagebuttenfrüchte	40 g
Kamillenblüten	20 g
Lindenblüten	20 g
Melisseblätter	20 g

2 TL für 1 Tasse als Aufguss.

Homöopathie

Aconitum D6: in der ersten, »stürmischen« Phase des Fiebers, Fieber ohne Schweiß, Schüttelfrost, Herzklopfen, Unruhe, *viel Angst!* große Unruhe, heftiger Durst. Alle 1/2 bis 1 Std. 1 Tablette oder 5 Tropfen D4.

Belladonna D6: hochroter, heißer Kopf, rote Zunge, Pulsationen im ganzen Körper, Schüttelfrost, heiße, dampfende Schweiße, Trockenheit der Schleimhäute, weite Pupillen, deliranter Zustand. Alle 1/2 bis 1 Std. 1 Tablette oder 5 Tropfen D6.

Ein nicht beeinflussbares Fieber über 40 Grad bzw. über 3 Tage verlangt die Hilfe des Arztes.

Fußblasen

Aufgrund von Reibung bei längeren Wanderungen oder Druckstellen im Schuhwerk. Einreibung der kritischen Stellen mit Hirschtalg.
Vorsicht! Blasen nicht aufschneiden.

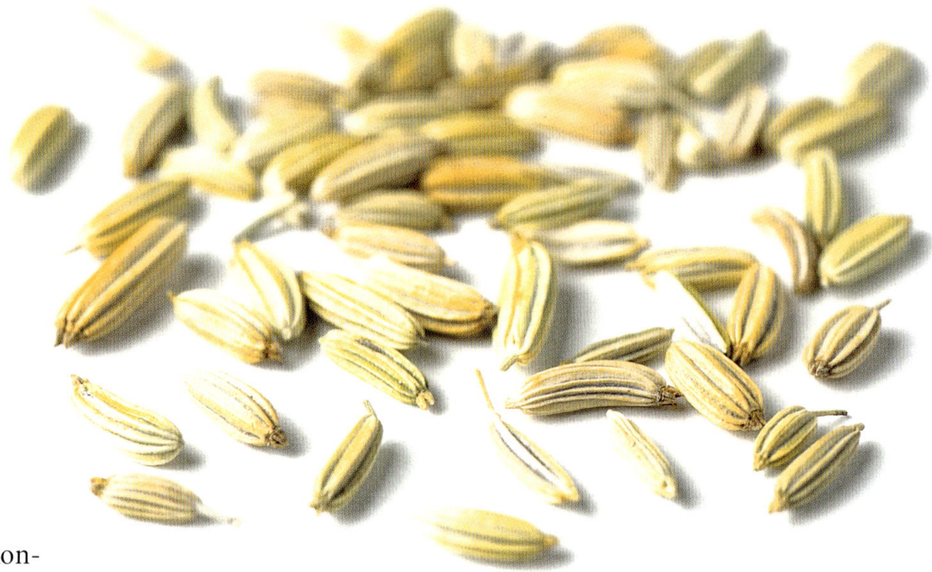

Anis

Füße, kalte

Kalte Füße treten konstitutionsbedingt fast nur bei Frauen auf, können auch das Erstsymptom für Erkältungskrankheiten darstellen.

Ursache
Die Folge einer Fehlsteuerung des vegetativen, unbewussten Nervensystems. In diesem Zusammenhang sind auch kalte Hände, kalte Nasenspitze, kaltes Gesäß zu erwähnen.

Ernährung

- Wärmende Gewürze: Zimt, Kardamom, Ingwer, Nelken, Muskat, Koriander, Anis, Kümmel zum Würzen verwenden.
- Wärmende Tees: Fencheltee, Yogi-Tee, Lindenblütentee.
- Zimt-Ingwer-Abkochung: 1 1/2 Stangen Zimt zerkleinern, 2,5 cm Ingwer in 1 1/2 Becher Wasser zusammen mit 1 TL Honig, 10 Minuten köcheln, durchseihen und heiß trinken.
- Entsprechende Ernährung (Lebensmittel, die in der entsprechenden Jahreszeit am Wohnort oder dessen Umgebung gedeihen). Paprika (Kapsaizin). *Vorsicht!* Keine Südfrüchte, da diese kühlen.

Physikalische Therapie

1. Kalte Füße als Krankheitsanzeichen oder als Zeichen einer beginnenden Erkältung z. B. nach einem Winterspaziergang. Ansteigendes Fußbad machen. Badethermometer, 2 Eimer mit Wasser

von 33 Grad bis gut über die Knöchel füllen und langsam heißeres Wasser nachgießen bis zu den Waden, sodass Temperatur langsam ansteigt, bis zu 41 Grad. Die Füße 10 bis 15 Minuten im Wasser lassen. Abtrocknen, Wollsocken anziehen und nachruhen. Zusätze: Thymiantee oder -öl, Rosmarinöl, Meersalz (2 EL pro l Wasser), geriebenen Ingwer oder Senfmehl in Verbandsmull füllen und ins Wasser hängen. Ingwer nicht während Schwangerschaft, Senfmehl nicht bei empfindlicher Haut anwenden.

2. Konstitutionell kalte Füße: Abhärtung, Wechselduschen, Sauna, Bürstenmassage, ausreichende *warme* Flüssigkeitszufuhr, auch Brühe, Genussmittelkonsum einschränken. Warme Füße sind für eine geregelte Darmtätigkeit und für guten Schlaf unerlässlich.

- Tautreten, Schneetreten, Ausdauersport.
- Öl zum Einreiben der Fußsohlen: Arnica.

Akupressur

Pflaster auf den Akupressurpunkt »Niere 1« (ABC Pflaster auf die Größe eines Spielwürfels zurechtschneiden, z. B. 1 cm Kantenlänge, und auf der Fußsohle – von den Zehen kommend nach dem Ballen fersenwärts – in der Mitte auf dem druckempfindlichen Punkt) kleben und 30 Minuten bis 1 Std. belassen.

Fußpilz

Finger- oder Zehennägelbefall durch Faden- und Sprosspilzerkrankung, geht einher mit einer Nagelverfärbung, Verdickung und einer Rillenbildung des Nagels. Jucken und Brennen der Haut, weißlich schuppende Stellen an der Haut, raue Haut.

Wir unterscheiden eine Erkrankung der Haut von einer Pilzerkrankung des Nagelbettes.

Lebensführung, Vorbeugung

- Strümpfe aus Naturfasern tragen, tägliches Wechseln der Strümpfe, nicht barfuß auf Teppichböden, Zehenzwischenräume nach dem Waschen gut trocknen mit Waschlappen oder Tüchlein (nur einmal benützen).
- Möglichst wenig geschlossene Schuhe tragen, atmungsaktives Schuhwerk tragen (aus Leder, möglichst Unterschuh auch aus Leder).
- Möglichst viel barfuß laufen.
- Nägel möglichst kurz halten.

Hausmittel

- *Hennaauflage:* 1 EL Henna mit Wasser anrühren oder Magerjoghurt auf die betroffenen Hautstellen auftragen, 20 bis 30 Minuten einwirken lassen, lauwarm abwaschen und sorgsam abtrocknen.
- *Zur Vorbeugung und Behandlung (z. B. nach der Sauna):* Thymianöl, Teebaumöl und Propolis täglich ins Nagelbett einmassieren, siehe auch Pilzinfektion (Selbstherstellung von Kräuterölen oder in Apotheke, Reformhaus, Bioladen besorgen), verdünnen mit 20 ml Olivenöl, 3 bis 5 Tropfen. Vorsicht! Allergien möglich.
- Zwiebel- und Knoblauchabreibung, Zitrone.

Fußschweiß

Lebensführung
luftiges Schuhwerk, Socken aus Naturfasern, täglicher Sockenwechsel.

Physikalische Therapie

- Wassertreten, Kneippsche Anwendungen,
- Fuß-/Handschweiß: 80 g Eichenrinde, 50 g Thymiankraut, 20 g Eukalyptusblätter mischen und Füße bzw. Hände wärmer als 34 Grad baden, kalt abschrecken. Desgleichen Fuß- oder Handbäder mit 1 bis 2 EL Eichenrinde, die aufgekocht wurden und dem Fuß- bzw. Handbad beigefügt werden.

Hausmittel
Hände bzw. Füße mit Essig, oder Zitronensaft oder Zwiebelsaft (1/2 Zwiebel) einreiben.

Gallenstörung

siehe *Leber- und Gallenstörungen*

Gerstenkorn

siehe *Auge*

Gicht

Erhöhte Harnsäurekonzentration im Blut führt zur Bildung von Harnsäurenkristallen, die sich in Gelenken, Schleimbeuteln, Sehnenscheiden und unter der Haut ablagern und zu einer Entzündungsreaktion führen.

Harnsäure wird im Stoffwechsel durch Abbau von Eiweiß produziert. Beim gesunden Menschen wird die Harnsäure über die Nieren ausgeschieden. Es kommt auch auf das Gleichgewicht von Ausscheidung und Neubildung an. In den meisten Fällen ist es eine Frage der Veranlagung. Die Gicht betrifft Männer häufiger als Frauen. Es kann aber auch zu einer Steigerung der Harnsäure im Blut kommen als Nebenwirkung von medikamentösen Therapien z. B. der Chemotherapie oder bestimmten entwässernden Medikamenten oder solchen, die die Niere in ihrer Ausscheidungsfunktion beeinträchtigen. Auch bestimmte Erkrankungen wie Leukämie, Krankheiten der Niere, Zuckerkrankheit können zu Gicht führen. Die erhöhten Harnsäurewerte im Blut machen zunächst keine Beschwerden.

Akuter Gichtanfall

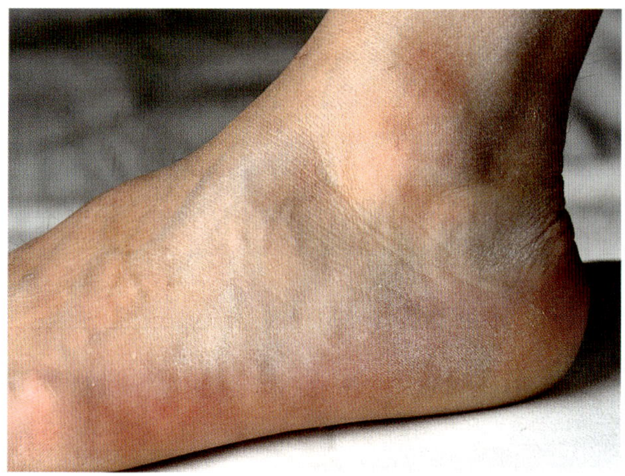

Eine Reduktion des Harnsäurespiegels ist notwendig, weil es unbehandelt zu Harnkristallsteinen der Niere, Gelenkdeformation und der so genannten Gichtniere kommen kann. Arzt konsultieren!

Ein akuter Gichtanfall wird oft ausgelöst durch Alkoholgenuss oder purinreiche Kost. Purin ist ein Eiweißbaustein (Aminosäure), bei dessen Umbau im Körper besonders viel Harnsäure entsteht.

Weitere Auslöser eines Anfall können sein:
Schokolade, Spargel, Einnahme von Gichtmitteln, extreme körperliche Anstrengungen und Unterkühlung.

Lebensführung

- Bei Übergewicht ist eine Gewichtsreduktion ein »Muss«.
- Ausdauersport mind. 3 x / Woche mind. 30 Minuten.

Ernährung

- Empfehlenswert ist ein Salat aus Löwenzahn oder jungen Brennnesseln, Brunnenkresse (oder Ruccola) im Frühjahr mit Senf und Pfeffer angemacht und vor der Mahlzeit gegessen. Unbedenklich ist der Genuss von Obst, Salat, Kartoffeln, Reis, Pflanzenfetten und -ölen, Milch, Milchprodukten und Getreideprodukten.
- Es empfehlen sich Kuren mit Bananen, Kirschen und Äpfel. Vor allem Kirschen gelten seit alters als Mittel gegen Gicht.
- Ausreichende Flüssigkeitszufuhr: Wasser oder ungesüßter Kräutertee.
- Verzichten sollte man auf Fleisch, vor allem aber auf Innereien, Fisch, Hülsenfrüchte, Spinat, Pilze, Wild, Fleischextrakt, Sardinen, Fleischbrühwürfel, Schalen- und Meerestiere sowie Schokolade.
- Vorsicht mit radikalen Fastenkuren. Sie können leicht zum Gichtanfall führen!

Physikalische Therapie

Beim akuten Anfall helfen kalte Bäder und Packungen. Sie wirken abschwellend und schmerzlindernd. Eventuell im Wechsel mit warmen Packungen.
Hilfreich sind Kohlumschläge auf das betroffene Gelenk. Dazu werden Kohlblätter mit einer leeren Glasflasche durch Rollen gepresst, sodass Saft austritt, und auf die Haut gelegt. Wenn sich dabei die Blätter bräunlich verfärben und übel riechen, ist das als günstiges Zeichen für die Wirksamkeit des Kohlumschlags zu werten. Die Blätter sollten dann ausgewechselt werden.

Phytotherapie

Zur Behandlung der Gicht empfehlen sich Pflanzentherapien. Sie werden kurmäßig durchgeführt, wobei es empfehlenswert ist, jeweils Pausen von 4 bis max. 6 Wochen einzulegen, um eine Gewöhnung auszuschließen, auch sollten die Mittel gewechselt werden.

Geeignete Pflanzentherapien sind Kuren mit:

- Grünhafertee
- Brennnessel- oder Löwenzahnfrischsaft oder entsprechende Tees
- Birkenblättertee
- Goldrutentee
- Tee aus frischem Geißfuß

- Teufelskrallentee: 2 gehäufte TL Teufelskrallenwurzel mit 1/2 Liter siedendem Wasser übergießen, 5 Stunden stehen lassen, 2 - 3 Tassen täglich trinken
- oder Teufelskralle als Tablette einnehmen
- *Stoffwechseltee:*

Löwenzahn	30 g
Brennnessel	25 g
Birkenblätter	25 g
Pfefferminz	20 g

1 TL pro Tasse überbrühen, 10 Minuten ziehen lassen. 4 Tassen über den Tag verteilt trinken.

Gürtelrose

oder Herpes zoster ist eine schmerzhafte, mit Bläschen der Haut einhergehende Nervenentzündung, die auf der Aktivierung der schon im Körper befindlichen Herpes-Zoster-Viren beruht. Der Erstkontakt mit diesem Virus ist die meist im Kindesalter erlittene Windpockenerkrankung. Das Virus verbleibt im Körper und kann bei Schwächezuständen nach schweren Erkrankungen, bei Immunschwäche (auch bei Aids), bei Stress, durch starke Sonnenbestrahlung ausgelöst werden.
Anstecken können sich nur Menschen, die im Kindesalter keine Windpocken gehabt haben, und zwar durch den Bläscheninhalt; sie bekommen dann keine Gürtelrose, sondern Windpocken.
Bei einer Gürtelrose im Gesicht besteht die Gefahr des Erblindens oder Ertaubens. Deshalb ist der Arzt unbedingt erforderlich!
Zu Beginn der Krankheit ist oft nur eine leichte juckende Hautreizung erkennbar.

Lebensführung

- Absolute körperliche Schonung
- Viel trinken!
- Ärztliche Hilfe ist angezeigt.

Physikalische Therapie

Kühlung. Reiben der Kleider vermeiden.

Phytotherapie

- Zur Nervenstärkung Johanniskrauttee: 1 TL auf 1 Tasse aufbrühen, täglich 1 bis 2 Tassen trinken.
- Grünerhafertee: 1 TL mit 3 Tassen Wasser köcheln lassen und über den Tag trinken.
- Gegen den Juckreiz vor Auftreten der Bläschen wirkt Thymianöl ebenso wie Johanniskrautöl.
- Haut nicht so oft reinigen, nicht duschen oder baden.
- Mit Eichenrindenabsud getränkte Kompressen wirken abschwellend.
- Bärlappsporen-Puder lindert den Schmerz.
- Vitamine der B-Gruppe helfen beim Heilungsprozess.
- Holunderbeersaft: 200 ml frisch gepresst mit Wasser verdünnt über den Tag verteilt einnehmen.
- *Kräutertee:*

Holunderblüte	30 g
Weidenrinde	20 g
Goldrutenkraut	20 g
Johanniskraut	20 g
Brennnesselblätter	10 g

1 TL der Mischung in einer Tasse überbrühen, 5 Minuten ziehen lassen. 3 x täglich ungesüßt nach den Mahlzeiten eine Tasse trinken.

Haare

Haarausfall

zeitweiliges oder dauerndes massives Ausgehen von Haaren.

Ursache

Erkrankung des Haarschaftes, der Kopfhaut, z. B. Entzündungen, Eisenmangel, Infektionskrankheiten, Pilzinfektionen, hormonelles Ungleichgewicht, erblich bedingter Haarausfall, psychische Ursachen, Vergiftungen, Chemotherapie, Nebenwirkungen von Medikamenten.

Physikalische Therapie

- In erster Linie Ursachenbekämpfung.
- Gegen Haarausfall kann man nur insofern etwas tun, als die Ursache behandelt werden kann.
- Gegen vorzeitigen Haarausfall kann man Rosmarin oder Ingwer als Massageöl verwenden, dazu innerlich Rosmarin- oder Ingwertee trinken.
- **Gegen Kopfschuppen:**
  Rosmarinessig und -shampoo.

Hausmittel

Petersilienhaarkur: Petersilie zerstoßen, in Schüssel geben, mit kochendem Wasser bedecken und über Nacht stehen lassen. Kräuter mit Wasser in Kochtopf füllen auf 900 ml auffüllen, Gemisch zum Kochen bringen, bei leichter Hitze 20 Min. abgedeckt köcheln lassen. Topf vom Herd nehmen und Inhalt abseihen, alle Flüssigkeit abgießen, bevor die Kräuter entfernt werden (Gleiches gilt für Rosmarinabkochung).

Haarpflege

Ernährung:
Hirse, siliceahaltige Lebensmittel.

Hausmittel

Spülung mit Essig: 1 EL Kräuteressig mit 200 ml Wasser verdünnen, Haar und Kopfhaut kräftig damit einreiben, 5 Min. einwirken lassen und tüchtig ausspülen.

Hennapackungen: 1 EL Henna farblos (aus Apotheke), mit 1 Eigelb und Joghurt verrühren. Die Mischung als Packung nach der Wäsche auf die Kopfhaut auftragen, mit Folie abdecken (Plastiktüte, Duschhaube), 1/2 Stunde einwirken lassen, mit warmem Wasser gut ausspülen, einmal wöchentlich anwenden – sowohl als Vorbeugung als auch Therapie.

Nachdunkeln: Salbeiabkochung
Aufhellen: Kamille oder Zitronenpackung
Kräftigung: Bierspülung, Rizinusölpackungen

Brennnesselspülung: 1 Hand voll frische Brennnessel mit 1/2 l kochendem Wasser überbrühen, 3 Std. zugedeckt ziehen lassen, abseihen, den Sud mit 1/4 l Obstessig mischen und in eine Flasche füllen. Nach jeder Haarwäsche das Haar gründlich mit dem Aufguss spülen und in die Kopfhaut einmassieren. Nicht auswaschen.

Rosmarinöl: 300 ml Olivenöl, 50-100 g frische Rosmarinkräuter. Kraut hacken, die Hälfte des Krautes mit dem Olivenöl in ein fest verschließbares Gefäß füllen. Im Wasserbad 2 Std. köcheln lassen. Dann

Mischung abkühlen, abseihen, Öl ist gefärbt. In dieser Stärke kann es für Kinder verwendet oder auch innerlich eingenommen werden. Das übrige Kraut wieder in ein dicht schließendes Gefäß legen, das gefilterte Öl dazugeben und im Wasserbad 2 Stunden weiter köcheln. Öl darf nicht verbrennen! Nach dem Abkühlen abseihen. Eventuell entstandene grüne Flüssigkeit abseihen.
Innerlich (die erste Version) oder äußerlich als Badeöl oder Körperöl anwenden.
Das Öl ist ein Jahr haltbar. Um das Ranzigwerden zu verhindern, Weizenkeimöl beifügen (Vitamin E verhindert Oxidation!). In dunkle Flaschen füllen, beschriften, Verfallsdatum angeben (1 Jahr ab Herstellung!).

Hämorrhoiden

Hämorrhoiden sind Gefäßausstülpungen im Bereich des Afters, krampfaderartige knotenförmige Erweiterungen des im Enddarm gelegenen Schwellkörpers. Die Hämorrhoiden können gelegentlich aus der Afteröffnung hervortreten. Hämorrhoiden machen sich bemerkbar durch Juckreiz am After, Brennen, Nässen, Blutauflagerungen auf dem Stuhlgang.
Vorsicht! Bei Blut im Stuhl sollte auch dann eine ärztliche Darmabklärung erfolgen, um Krebserkrankungen auszuschließen, wenn bekannt ist, dass Hämorrhoiden vorhanden sind.

Ursachen
Allgemein angeborene Bindegewebsschwäche, mangelnde körperliche Bewegung, sitzende Tätigkeit, chronische Verstopfung, vor allem Pressen beim Stuhlgang, Schwangerschaft, Geburtsvorgang, bösartige Erkrankung im Bereich des Beckens sowie Lebererkrankungen.

Lebensführung
- Regelmäßige ausreichende Bewegung, bei sitzenden Tätigkeiten Pausen einlegen und Gymnastik machen (Bauch, Beine, Po), Beckenbodengymnastik.
- Die Kirschkernübung (eine Übung, die sich in der Fantasie abspielt): Man stelle sich vor, auf einem Säckchen mit Kirschkernen zu sitzen und diese Kerne einzeln in Scheide bzw. After einzusaugen, eines nach dem anderen, je nach Übung 10 bis 20 Kirschkerne zu sammeln, festzuhalten und nach ca. 4 Sekunden und zwar einzeln (nicht alle zusammen!) wieder herauszulassen (diese Übung ist auch bei Harninkontinenz zu empfehlen!).

Ernährung
- Ballaststoffreich, viel Frischobst, reichlich trinken.
- Abführen: 2 EL Olivenöl täglich ergeben einen weichen Stuhl, ebenso getrocknete Zwetschgen und Feigen.
- Milchzucker
- Zum Abführen hilft auch Leinsamen, der darüber hinaus Ballaststoff bildet. Dasselbe gilt auch für Flohsamenhüllen, die mit viel Flüssigkeit eingenommen werden müssen.
- Zum Würzen der Speisen Cayennepfeffer verwenden.

Physikalische Therapie

- Richtiges Heben von Lasten (rückenschonend, mit geradem Rücken in die Knie gehen vor Anheben, Beckenboden zuvor stabilisieren).
- Eichenrinde- und Rosskastaniensitzbäder, so kühl wie möglich.
- Tanninsäure 5,0 mit Glycerol auf 100,0 auffüllen, bis 1 : 10 mit Wasser verdünnen und äußerlich als Sitzbad anwenden.
  Vorsicht! Kamillesitzbäder trocknen aus, deshalb eher nicht empfehlenswert.
- After kalt duschen. Nach dem Stuhlgang mit kaltem Wasser abwaschen. Keine kommerziellen Feuchttücher benutzen.
- *Teemischung:*

Rosskastanien	20 g
Hamamelisblätter	10 g
Hirtentäschel	15 g
Schafgarbenblüten	15 g
Ringelblumenblüten	10 g
Steinkleekraut	20 g
Schlehdornblüten	10 g

  3-mal täglich 1 TL dieser Mischung in einer Tasse mit kochend heißem Wasser anbrühen, 3 - 5 Minuten ziehen lassen, abfiltern, mit oder ohne Honig versüßt eine halbe Stunde nach den Mahlzeiten schluckweise trinken, siehe auch *Prostata-Vergrößerung*.

Phytotherapie

- Als Creme oder Salbe sind auch Hamameliszubereitungen (z. B. Eulatin Salbe, Hametum Creme) sehr wirkungsvoll zur Linderung von Wundheitsgefühl, Jucken und Brennen.
- Geraniumöl pur oder mit etwas Olivenöl verdünnt, äußerlich aufgetragen, lindert die brennenden Schmerzen.
- Zur äußerlichen Anwendung bei Schmerzen eignet sich auch Königskerzenöl:
  Frische Königskerzenblüten in einem Glasgefäß mit Olivenöl bedecken und 3 Wochen an einem warmen Ort ziehen lassen. Abfiltern und verwenden.
  Zur Herstellung siehe auch unter *Mittelohrentzündung*.
- Auch mit Wasser oder Kamillentee angerührte Heilerde, äußerlich aufgetragen, ist im akuten Fall hilfreich.

Halsweh

siehe *Angina tonsillaris*

Handschweiß

siehe *Fußschweiß*

Harninkontinenz

Unfähigkeit Urin zu halten, bzw. unwillkürlicher Harnabgang, Unfähigkeit Harndrang zu unterdrücken. Es wird die Stress-Harninkontinenz (Urinabgang bei Husten, Niesen, Hüpfen, Lachen ...) von der Drang-Harninkontinenz unter-

schieden (unwillkürlicher Harnabgang bei voller Blase, die Zeit reicht bei Harndrang nicht aus, die Toilette zu erreichen).
Häufigste Ursache für die Stress-Harninkontinenz ist die Beckenbodenschwäche. Sie tritt bei Bindegewebsschwäche auf, nach schweren Geburten, nach schwerem Heben, durch falsches Tragen, durch Hormonmangel jenseits der Wechseljahre. Harninkontinenz wird auch bei Querschnittslähmung, Fehlbildung des unteren Bereichs des Rückenmarks beobachtet, auch bei psychischen Problemen.

Physikalische Therapie
Lauwarmer Blasenguss, Beckenbodengymnastik: Kirschkernübung, siehe auch *Hämorrhoiden*.

Haut

Hautpflege

Die Haut ist von einem Säureschutzmantel umschlossen. Wenn dieser verletzt wird, z. B. durch häufiges Waschen oder den Gebrauch alkalischer Seifen, kann dies zu Entzündungen und Trockenheit führen.

Physikalische Therapie
- Empfindliche Haut sollte nur mit Wasser gewaschen werden und ab und zu kann pH-neutrale Seife verwendet werden (Apotheke oder Drogerie, pH-Wert zeigt an, ob ein Stoff sauer reagiert: pH-Wert unter 7).

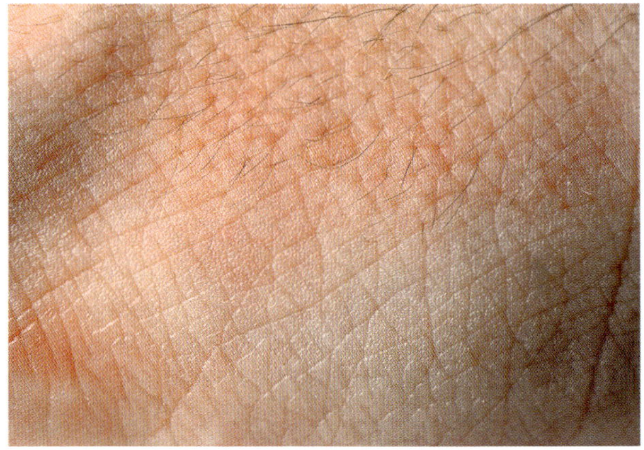

Gesunde Haut

- Förderung der Durchblutung durch Dampfbad oder Sauna, wenn keine Gegenanzeigen vorliegen. Bei Herz-Kreislauferkrankungen, Lungenerkrankungen und Schilddrüsenfunktionsstörungen sowie bei Venenerkrankungen sollte der behandelnde Arzt vorher gefragt werden.
- Waschen mit Essigwasser stabilisiert den Säuremantel der Haut und erfrischt: 1 Teil 5%iger Essig auf 4 Teile Wasser, anschließend die Haut trocknen lassen ohne abfrottieren. Gleiches bewirkt 1/4 l Obstessig ins Badewasser.
- Man kann auch 2 Hand voll Rosenblüten in 1 1/2 l Wasser kochen lassen und den Absud als Gesichtswasser verwenden.
- Gurkensaft, Gurkenscheiben helfen bei Hautunreinheiten, Pickel und Akne.
- Bananenquarkpackung: 2 gestrichene EL Quark, 1 gestrichener EL Sahne, 1 kleine Banane, 1 Eigelb gut miteinander vermischen, auf das Gesicht auftragen und 1/2 Stunde einwirken lassen.

- Bei **trockener Haut** hilft eine Avocadomaske. Dazu 1/2 Avocado und 1 Eigelb miteinander pürieren, 1 Spritzer Zitronensaft dazugegeben und eine 1/2 Stunde auflegen.
- Die Durchblutung der Körperhaut wird durch eine Ganzkörperbürstenmassage mit Körperbürste oder Sisalhandschuh gefördert.

Ganzkörperbürstenmassage:
Beginnend am Bein mit 5 - 10 Strichen in Richtung Herz massieren, vom Außenknöchel zur Hüfte, vom Innenknöchel zur Leiste, vom Fußrücken, die Kniescheibe umfahrend nach oben, von der Ferse zur Gesäßfalte. In gleicher Weise verfahre man mit den Armen. Die Zwischenrippenräume am Rücken werden von innen nach außen ausgestrichen, die Haut über der Muskulatur neben der Wirbelsäule wird von unten nach oben gebürstet. Der Bauch wird im Uhrzeigersinn vom rechten Unterbauch über den rechten Oberbauch zum linken Oberbauch dann zum linken Unterbauch massiert. Es folgen ausstreichende Bürstenstriche von der Mitte nach rechts und links unten. Die Brust umfahre man in einer waagrechten 8-er-Bewegung. Nacken und Schulter werden nach unten und außen ausgestrichen. Als Letztes führe man die Gesichtsmassage durch. Hierfür wird in der Regel eine weichere Bürste benötigt. Die Stirn von der Mitte nach beiden Seiten ausstreichen, runde sanfte Bewegungen um Augen und Mund.
Eine leichte Hautrötung wird auftreten, Verletzungen der Haut sind jedoch zu vermeiden. Wird die Bürstenmassage vor dem Duschen ausgeführt, so sollte die noch feuchte Haut nach dem Duschen mit einem natürlichen Öl eingerieben werden. Mit einem Handtuch im Bett einige Minuten nachruhen.

Mischhaut/fette Haut
Hilfreich sind Gurke, Zitrone, Kohl, Erdbeere, Traube (die sowohl als Saft als auch als Brei aufgelegt werden können).

Mandelkleiepaste für fette Haut:
125 ml Vollmilch
1 Tasse Mandelkleie
15 ml Mandelöl
zu einer streichfähigen Paste verrühren, auf das Gesicht auftragen und mit kreisenden Bewegungen einmassieren. Anschließend mit lauwarmem Wasser abwaschen.

Inas Geheimnis **bei rauer Haut, Reizungen, Rötungen und kleinen Wunden:**
80 g Mandelöl, 40 g Olivenöl, 30 g Rizinusöl, 10 g Schafgarbenkraut, 10 g Spitzwegerichblätter, 10 g Arnicablüten, 10 g Johanniskraut, 5 zerstoßene Gurkensamen in einem Topf im Wasserbad 1 Std. bei kleiner Hitze köcheln lassen.
Sodann 3 g Kampfer hinzufügen, 5 Tage lang kühl lagern. Anschließend durch ein Tuch seihen und auf die Gesamtmenge von 150 g mit Mandelöl auffüllen. In einem zweiten Topf 30 g Bienenwachs schmelzen, das Öl unter ständigem Rühren hineingießen, vom Feuer nehmen und bis zum Erkalten der Masse weiterrühren.

- Raue Hände siehe auch oben.
- lauwarmes Olivenölhandbad 1-mal wöchentlich.
- Honig-Milchbad: 1 Tasse Honig mit 2 l Milch ins Badewasser geben.
- Haferstrohbad **bei Ekzemen und unreiner Haut**.
- Bei **unreiner, gereizter und trockener Haut** und **in der Säuglingspflege** hilft ein Weizenkleiebad:

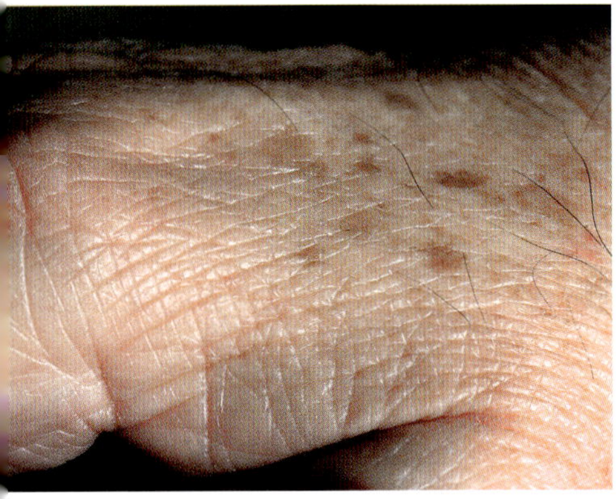

Altersflecken reibt man 1 x täglich mit Rizinusöl ein.

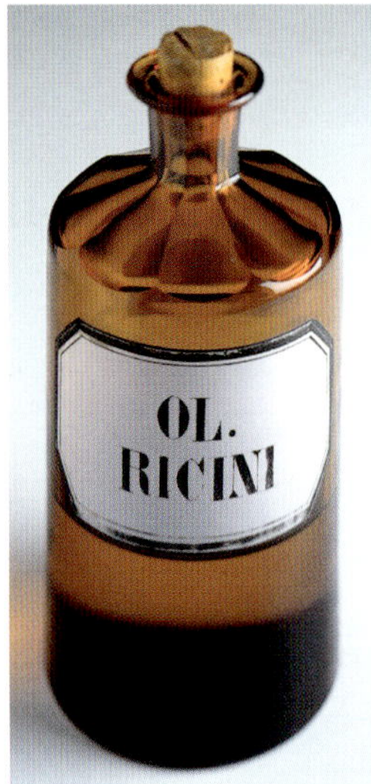

Rizinusöl

200 g Kleie in 2 l Milch aufkochen und ins Badewasser geben.

- **Altersflecken** reibt man einmal täglich mit Rizinusöl ein.
- Ein Mittel für **wunde Haut** ist Ringelblumen oder Kamillenbalsam: Fett schmelzen, Blüten hineingeben, bei geringer Hitze eher ziehen als köcheln lassen. Zum Schluß abfiltern.
- Bei **rissiger, trockener Haut** lässt man Bienenwachs schmelzen und rührt Kamillenöl hinein, sodass eine Creme entsteht.

Heiserkeit

siehe *Erkältungskrankheiten*

Herpes

Herpesbläschen entstehen aufgrund einer Virusinfektion entweder an der Lippe oder an der Genitale zu Zeiten eines geschwächten Immunsystem (s. auch *Immunsystem und Gürtelrose*).

Phytotherapie

Heiltee:

Klettenwurzel	50 g
Walnussblätter	40 g
Stiefmütterchenkraut	30 g

5 EL der Mischung auf 1 l Wasser 15 Minuten köcheln lassen und morgens nüchtern eine Tasse davon trinken. Mit dem Rest über den Tag verteilt Umschläge machen.

- Lokale Anwendung s. *Gürtelrose (Herpes zoster).*
- Bei Lippenherpes Bläschen mit Kölnisch Wasser betupfen.
- Bei häufigem Wiederauftreten Immunsystem aufbauen siehe *Immunschwäche.*

Herz und Kreislauf

siehe auch *Angina pectoris, Durchblutungsstörung*

Herzinfarkt, Soforthilfe

Der akute Verschluss eines Herzkranzgefäßes mit nachfolgendem Absterben eines Teiles des Herzmuskels.

Vernichtender Brustschmerz, z.T. in den linken Arm ausstrahlend. Oft uncharakteristische Beschwerden voraus wie Schwächegefühl und Herzschmerzen, akutes Einsetzen einer Angina pectoris (siehe *Angina pectoris*), Atemnot, Schweißausbruch, Erbrechen, gegebenenfalls auch Stuhlabgang.

- Sofort den Notarzt verständigen.
- Oberkörper hoch lagern, beengende Kleidung öffnen.
- Heiße Auflagen auf die Brust, 1 TL Cayennepfeffer in ein Glas Wasser.
- Galganttablette in die Wangentasche legen.
- Panik vermeiden, beruhigen.

Herzschwäche, Altersherz

So bezeichnet man die herabgesetzte Leistungsfähigkeit des Herzens aufgrund einer Pumpschwäche. Anzeichen sind leichte Ermüdbarkeit, körperliche Schwäche, Kurzatmigkeit, Schlafstörungen, Herzklopfen bei geringster Belastung, Wassereinlagerung an den Unterschenkeln und Knöcheln, Herzenge (Angina pectoris), häufiges nächtliches Wasserlassen.

Ursachen

Sind zum Beispiel: Dauerhaft erhöhter Blutdruck, Herzmuskelentzündung, Störfelder im Gesichtsbereich (Zähne, Mandeln, Rachenraum). Mangelnde Sauerstoffversorgung des Herzmuskels, Herzkranzgefäße, siehe *Angina pectoris und Arteriosklerose*, Alter (Altersherz).

Lebensweise

Ausgeglichene Lebensführung, Stressverminderung, regelmäßige Bewegung an der frischen Luft, Ausdauertraining (Wandern, Schwimmen, Radfahren), Pulsband benützen,

Ernährung und Vorbeugung

reichlich trinken (Alkohol nur in kleinen Mengen), mäßig essen, kleine Mahlzeiten, abends nach 18.00 Uhr nichts mehr essen, Vollwertkost (nach Verträglichkeit).

Phytotherapie

Weißdornwein: 2 Hand voll Weißdornbeeren werden zerquetscht, ungetrocknet in Flasche mit 1/2 l Malaga gegeben, während 3 Wochen stehen lassen. Täglich gut durchschütteln, abseihen. 1 bis 2 Likörgläser voll nach dem Essen trinken. Oder Tokayer mindestens 5buttig. Auch nach schweren Erkrankungen ist dieser Wein empfehlenswert. Im akuten Fall unbedingt ärztliche Hilfe in Anspruch nehmen!

Physikalische Therapie

- Kneipp-Anwendungen
- *Vorsicht!* Warnung vor heißen Vollbädern und Sauna, nur nach Rücksprache mit dem Arzt.

Phytotherapie

Kräutertee:

Weißdornblüten und Blätter	20 g
Arnicablüten	20 g
Herzgespannblätter	20 g
Melissenblätter	20 g
Passionsblumenkraut	20 g

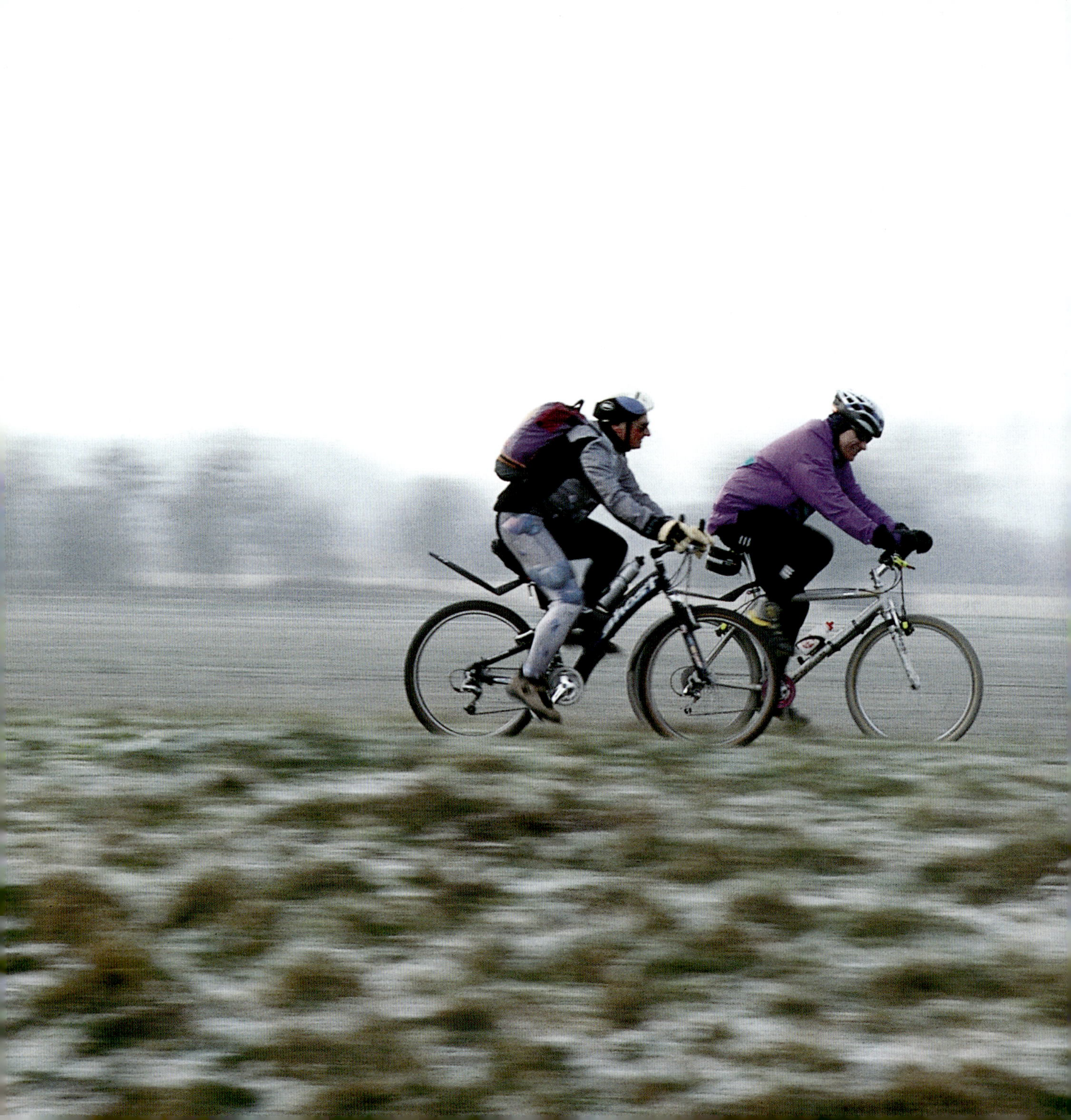

3-mal täglich 1 TL dieser Mischung in einer Tasse mit kochend heißem Wasser anbrühen, kurz ziehen lassen (5 Minuten), abfiltern und mit Honig gesüßt oder ungesüßt eine halbe Stunde nach den Mahlzeiten schluckweise trinken.

Hausmittel

Herzwein der hl. Hildegard: 1 l Weißwein mit 1 EL gutem Weinessig in einen Topf geben, 50 g gut gewaschene Petersilie beifügen. 10 Minuten köcheln lassen, 280 g Bienenhonig dazugeben, zum Sieden bringen und in gut ausgekochte Flaschen abfüllen. Gut verschließen. Etikettieren. Dreimal täglich ein Likörglas. Bei Schlaflosigkeit abends ein halbes Glas.

Herzkekse nach der hl. Hildegard
8 g Galgantpulver
8 g Bertram
4 g weißer Pfeffer
5 g Bockshornklee
250 g Bohnenmehl (kann auch selbst aus weißen Trockenbohnen hergestellt werden.)
Gewürze gut vermischen evtl. im Mörser, Bockshornklee kochen, aus allem einen Teig mischen und daraus Kekse formen, im Ofen bei ca. 100 Grad Celsius trocknen.

Galganttabletten im Mund zergehen lassen. Die hl. Hildegard schreibt: »… wer Herzweh hat und am Herzen schwach ist, der esse genug Galgant, und es wird ihm besser gehen.«

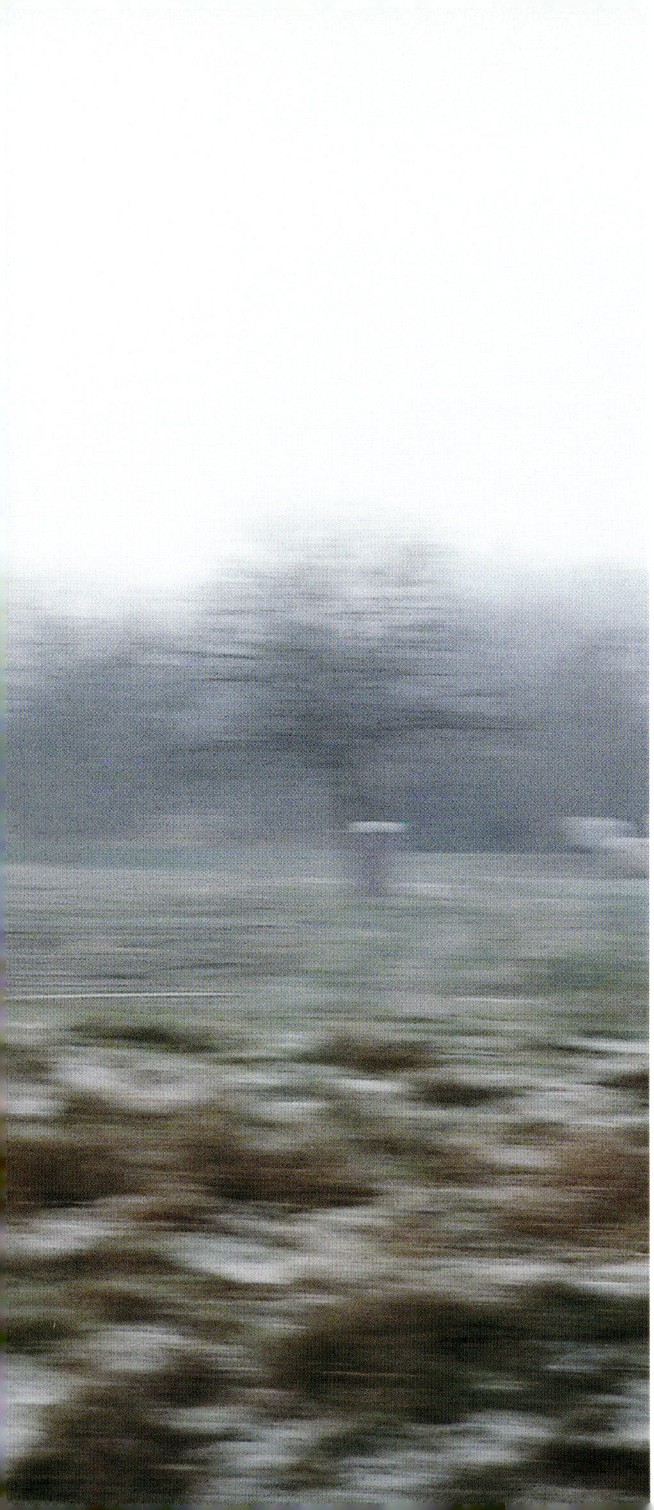

Radfahren eignet sich
sehr gut als Ausdauertraining.

Herz, nervöses

siehe auch
Angst, Nervosität

Es bestehen keine Anzeichen für eine Herzkrankheit im EKG noch auf dem Röntgenbild. Es lassen sich auch sonst keine organischen Veränderungen feststellen, obwohl Beschwerden wie bei einem organischen Herzleiden bestehen: Herzklopfen, Herzrasen, unregelmäßiger Pulsschlag, Brustenge, unangenehmes Gefühl in der Herzgegend, das Gefühl, das Herz würde gleich still stehen, Herzbeklemmung, vermehrtes Schwitzen, Ängstlichkeit, innere Unruhe.

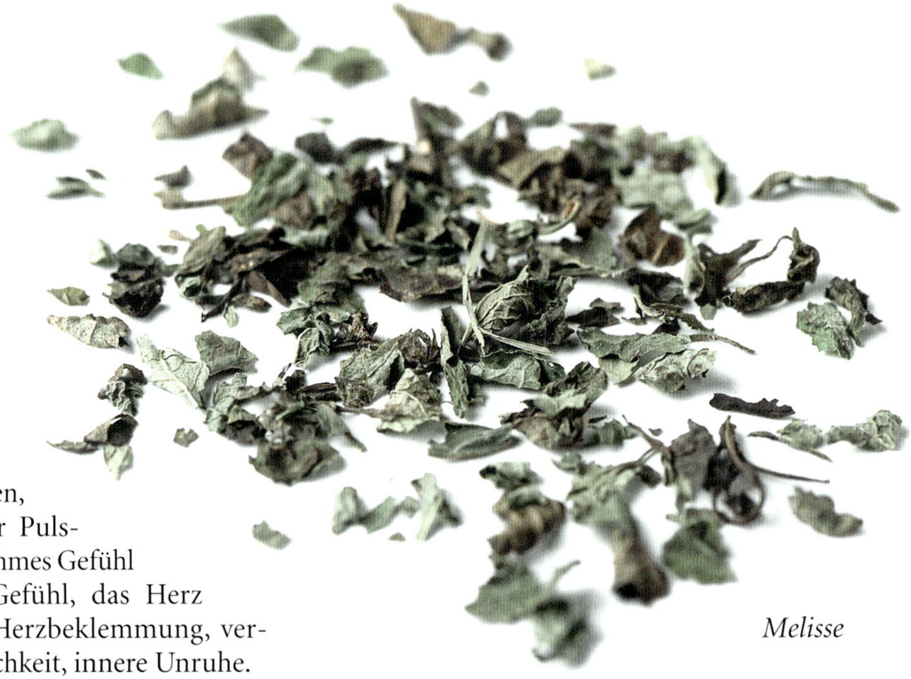

Melisse

Ursachen
Stress, Konflikte, Kummer, Sorgen, dadurch Verengung der Herzkranzgefäße, Ursache können auch sein: Genussmittelmissbrauch, familiäre und berufliche Belastungen, hormonelles Ungleichgewicht in den Wechseljahren, Völlerei, durch Magenüberdehnung Beengung des Herzens (Druck aufs Zwerchfell von unten und damit Beengung des Herzens). In erster Linie muss eine organische Ursache ausgeschlossen werden. Wenn organische Ursachen ausgeschlossen sind, empfehlen sich folgende Therapien.

Physikalische Therapie
Schnapsauflage auf das Herz

Phytotherapie

- Tinktur aus Zitronenmelisse
- *Kräutertee:*

Herzgespannkraut	20 g
Baldrianwurzeln	20 g
Weißdornkraut	20 g
Melissenblätter	20 g
Hopfenzapfen	10 g
Arnicablüten	10 g

3-mal täglich 1 TL dieser Mischung in einer Tasse mit kochend heißem Wasser anbrühen, 5 Minuten ziehen lassen, abfiltern, ungesüßt oder mit Honig schluckweise nach den Mahlzeiten trinken.

Beim Roemheldschen Syndrom

Brustbeklemmung, Atemnot, Schweißausbruch, schneller, unregelmäßiger Herzschlag, Blutdruckabfall nach dem Essen durch Blähungen im Oberbauch mit Verlagerung des Herzen.

Phytotherapie

Melissenblätter	20 g
Herzgespannblätter	20 g
Engelwurzwurzeln	20 g
Fenchelsamen	20 g
Erdrauchkraut	10 g
Kamillenblüten	20 g

3-mal täglich 1 TL dieser Mischung in einer Tasse mit kochend heißem Wasser anbrühen, 5 Minuten ziehen lassen, abfiltern und ungesüßt oder mit Honig gesüßt schluckweise nach den Mahlzeiten trinken.

Herzrasen, anfallsweise auftretendes

Herzrasen tritt vorwiegend auf bei Jugendlichen oder jungen Erwachsenen. Es handelt sich um eine Fehlsteuerung des vegetativen (bewusst nicht beeinflussbaren) Nervensystems bei organisch gesundem Herzen. 150 bis 220 Schläge pro Minute. Organische Ursache wie z. B. Herzmuskelentzündung ausschließen. Im Anfall ein Glas eiskaltes Wasser rasch trinken oder der Patient legt sich auf den Rücken, eine zweite Person drückt vorsichtig die Bauchdecke ein, was der Patient mit Gegendruck erwidert.

Heuschnupfen

Jahreszeitbedingte, durch Blüten- und Gräserpollenflug ausgelöste Überempfindlichkeit der Schleimhäute des Atemtrakts und der Bindehaut des Auges. Zeichen: Tränende gerötete Augen, Fließschnupfen. Heuschnupfen tritt oft im Gefolge einer Fehlregulation des Immunsystems auf. Gehäuft in jungen Jahren, die Intensität der Symptome nimmt im Laufe der Jahre ab.

- Neben einer Desensibilisierungsbehandlung (Hausarzt) bietet sich eine Eigenblutbehandlung an, die einen regulativen Effekt auf das Immunsystem haben soll.
- Naseninnenwände mit Johanniskrautöl (Rotöl) einölen.
- Propoliskur, Vorsicht bei Allergie!

Physikalische Therapie

Kopfdampfbäder mit Eukalyptus und Meisterwurz: Kräuter aufbrühen in eine Schüssel geben, mit Frottiertuch abdecken.

Phytotherapie

Teemischung:

Meisterwurzwurzeln	20 g
Ysopkraut	20 g
Estragonkraut	20 g
Augentrostkraut	20 g
Gundelrebenkraut	20 g

Bereits 3 Wochen vor der Polleninvasion 2-mal täglich 1 TL dieser Mischung in einer Tasse mit kochend heißem Wasser anbrühen, 5 Minuten ziehen lassen, abfiltern und mit Honig versüßt schluckweise nach den Mahlzeiten trinken.

Hausmittel

- *Ein altes Heilmittel:* 1 Hand voll Meisterwurzeln in 1 l Wein 1 Woche lang ansetzen, abseihen, 1 bis 2 Likörgläser täglich trinken.

- 2 EL Honig täglich aus der umliegenden Gegend. Beginn mehrere Monate vor Beginn der Heublumenzeit und auch in diese Zeit hinein die Honigtherapie fortführen. Vorsicht bei Zuckerkrankheit!

Hexenschuss (Lumbago)

Umgangssprachliche Bezeichnung für einen plötzlichen blockierenden Schmerz im Bereich der Wirbelsäule. Symptome: Schmerz, Zwangshaltung, Bewegungssperre. Bei Beschwerden, die länger als drei Tage dauern, sollte man den Arzt konsultieren.

Ursache

Nervenreizung auf einer bestimmten Höhe der Wirbelsäule durch Unterkühlung, Fehlbelastung, Überbeanspruchung.

Streichelmassage

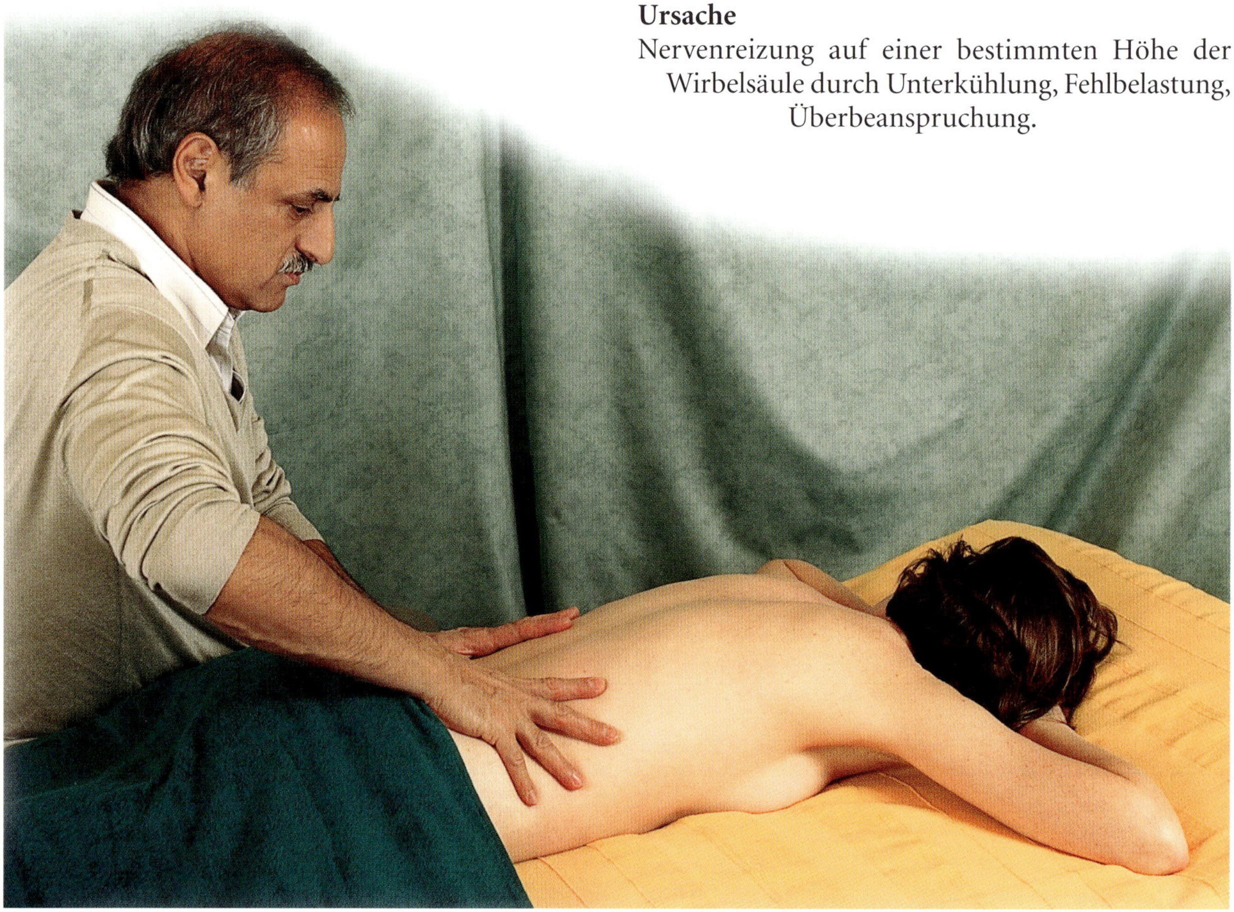

Lebensweise
Schlafen auf fester Unterlage (Matratze überprüfen), vermeiden von Auslösern im Unterkörper wie Unterkühlung, Überanstrengung, langes Stehen. Nach Abklingen ein tägliches Bewegungsprogramm zur Übung der Rückenmuskeln; Alkohol meiden.

Physikalische Therapie
Lauwarme, feuchte Wickel, Stufenlagerung, Heublumenauflage, Streichelmassage mit Arnica-, Teebaum- und Olivenöl. Ausstreichende Bewegung mit der Handinnenfläche, beginnend neben der Wirbelsäule und nach außen unten massieren. Kopfwärts des schmerzenden Bereiches beginnen, nach fußwärts vorarbeiten. Die Streichelmassage arbeitet mit streichelnden, nicht mit knetenden Bewegungen um Gewebsverletzungen zu vermeiden. Eine leichte Hautrötung und Erwärmung kann auftreten.

Hühneraugen

Leichdorn durch chronischen Druck auf knochennahe Haut, bedingt meist durch Hornhautverdickung einer Zehe mit zentralem, von der Verhornung in die Tiefe gerichtetem Sporn (im Gegensatz zur einfachen Schwiele).
Im Gegensatz dazu ist die **Dornwarze** (siehe auch *Warzen*) eine Wucherung der Hornhautschicht, die durch eine Virusinfektion hervorgerufen wird. Vorsicht, Selbstansteckung durch Kratzen möglich!

Vorbeugung: Angemessenes Schuhwerk, viel barfuß laufen, Druckstelle abpolstern, vom Schuhmacher die Schuhe weiten lassen.

Physikalische Therapie
- Mit Schöllkrauttinktur betupfen. Allerdings ist die Tinktur nicht so wirkungsvoll wie Frischsaft.
- Warmes Fußbad mit Schmierseifenwasser, danach Hornhaut entfernen.

Hundebiss

Abklären, ob Tollwut beim Hund ausgeschlossen werden kann. Im Zweifelsfall beim Arzt entsprechendes Serum spritzen lassen. Impfschutz gegen Tetanus überprüfen. Die Wunde reinigen und desinfizieren (Jodtinktur, Myrrhentinktur, Teebaumöl).

Husten

siehe *Erkältungskrankheiten* und *Bronchitis*

Immunschwäche

Herabgesetzte Abwehrkraft gegen krankmachende Einflüsse. Krankheitsbereitschaft.
Anzeichen: Häufig wiederkehrende Allgemeininfektionen, deren Ausgangspunkt oft die Atemwege sind. Chronisch wiederkehrende Störungen bestimmter Organe (Reizblase, Furunkulose, Darmfehlbesiedelung, Scheideninfektionen, Prostatitis, Krebs).

Ursache

Stress, Lebensstil, fehlende Bewegung, Alkohol, Nikotin, chronische Krankheiten, Gebrauch bestimmter Medikamente, unausgewogene Ernährung, Fehlbesiedlung des Darmes, psychische Ursachen: Störungen der inneren Harmonie, ungünstige Lebensbedingungen, schlechte hygienische Bedingungen.

Lebensführung

- Änderung der Verhaltensweisen bzw. der Lebensführung, Abbau von Stress, weniger Zeitdruck, Überprüfen der eigenen Organisation, lernen »Nein« zu sagen, ausreichende Regeneration, genügend Schlaf, genügend Freizeit
- Erlernen von Entspannungstechniken: Autogenes Training, Muskelentspannung, Meditationstechniken, Yoga, Qi Gong, 3 x 30 Minuten Ausdauertraining pro Woche, mit Trainingspuls 180 minus Lebensalter (Pulsmesser besorgen).
- Verzicht auf Genussgifte Alkohol, Nikotin, Drogen.

Ernährung

- Vollwertige Mischkost.
- Vermeiden von Nahrungszusatzstoffen (Konservierungsstoffe, Geschmacksverstärker wie Glutamat).
- Bevorzugung pflanzlicher Nahrung (hoher Gehalt an sekundären Pflanzenstoffen und Ballaststoffen), »5-mal täglich grün und gelb und rot«, 2-mal jährlich mindestens 5 Tage Heilfasten.
- Walnüsse, Datteln, Ingwer essen.
- Darmsanierung, siehe dort.

Physikalische Therapie

- Wechselduschen, Tautreten (einige Minuten über taunasses Gras gehen, anschließend einige Minuten auf trockenem Boden gehen, bis die Füße trocken sind), barfuß im Schnee (ca. 1 Minute), Sauna (Vorsicht bei schwerer Herzerkrankung).
- Abreibung der Fußsohle mit aufgeschnittener Zwiebel (vor allem bei Kindern).

Phytotherapie

- Sonnenhut kurmäßig anwenden, nie länger als 6 Wochen. Nach mindestens 4 Wochen Pause ist eine Wiederholung der Kur möglich. 3-mal täglich 5 bis 10 Tropfen der Tinktur auf ein Glas Wasser.
- Dieselbe Anwendung ist auch mit Thymiantinktur möglich.

Homöopathie

Echinacea D3 als Kur über 4-6 Wochen anwenden, ggf. nach einer Pause von mindestens 4 Wochen wiederholen.

Insektenstich

Bienen-, Wespen-, Hornissenstich. Äußert sich durch Rötung, Schwellung, Schmerz.

Erste Hilfe

- Stachel entfernen, Gift aussaugen.
- Bei allergischen Reaktionen, die bis zum Kreislaufschock gehen können, ist ärztliche Soforthilfe (Notarzt) notwendig (siehe auch *Schock*).

- Nothilfe: sofortiges Essen von Zwiebeln verhindert Anschwellen.
- *Vorsicht!* Bei Stichen im Bereich von Mund- und Rachenraum besteht Lebensgefahr durch Zuschwellen der Atemwege! Ärztliche Soforthilfe notwendig!

Physikalische Therapie

- Quarkumschlag, Retterspitzumschlag (Retterspitz erhält man in der Apotheke).

Phytotherapie

- Zwiebelauflage: Zwiebel anschneiden.
- Spitzwegerichauflage: Spitzwegerichblatt so lange zwischen den Fingern zerdrücken, bis Saft austritt, dann auflegen.
- Retterspitzumschlag

Ischias

Schmerzen im Bereich der unteren Wirbelsäule mit Ausstrahlung in den Beckenraum und die Beine.

Ursachen

Muskuläre Schwäche, Verkrampfungen im Bereich der Wirbelsäule. Auslösende Faktoren: Kälte, Erkältungen, plötzliche unkontrollierte Bewegungen im Bereich der Wirbelsäule, Fehlhaltungen, Fehlbelastung der Wirbelsäule, einseitiges Tragen, ungeeignetes Schuhwerk, falsches Heben von Lasten. Arzt muss andere Ursachen ausschließen.

Vorbeugung

- Verhaltensweisen ändern.
- Wirbelsäulenmuskulatur durch Gymnastik stärken. Richtiges Tragen und Heben von Lasten üben.
- Schuhwerk überprüfen.
- u. U. Beinlänge durch Orthopäden prüfen lassen.

Physikalische Therapie

- Im akuten Fall mit Stufenlagerung ruhen: Auf eine warme Unterlage auf den Boden legen, die Beine im Hüft- und Kniegelenk auf einem Hocker ablegen, zudecken, 30 Minuten in dieser Position ruhen.
- Feuchtwarme Wickel, Sitzbadekur in Absud von Wacholderzweigen oder Fichtennadeln.

Phytotherapie

Kräutertee:

Wiesengeißbartblüten	30 g
Hauhechelwurzel	20 g
Schachtelhalmblätter	20 g
Birkenblätter	20 g
Mistelblätter	20 g

3-mal täglich in einer Tasse kochendem Wasser 1TL der Mischung anbrühen und schluckweise nach den Mahlzeiten trinken.

Juckreiz

Hautspezifische Empfindung, die eine Abwehrbewegung (Kratzen) auslöst.

Ursachen

- Bei Gesunden meist durch chemische oder physikalische Hautreizung (z. B. Insektenstich) bewirkt.
- Auch als Zeichen innerer Erkrankungen: Diabetes, Lebererkrankungen, Leukämie, Bluthochdruck, Autoimmunerkrankungen, Parasitenbefall, Pilzerkrankungen, Allergien, während einer Schwangerschaft, Altersjuckreiz, Hauterkrankungen (Neurodermitis).
- Bei anhaltendem Juckreiz ohne eindeutige Ursache, Arzt konsultieren.

Vorbeugung

- Ernährung: Reizlose pflanzliche Kost, wenig Kochsalz, kein Alkohol, kein Nikotin, kein Schweinefleisch, vor allem nichts Geräuchertes, wenige Gewürze.
- Auf das richtige Maß an Hautpflege achten, desgleichen auf geregelte Darmtätigkeit.
- Auf mögliche allergische Reaktionen achten bei: Seife, Waschmittel, Kosmetika, Slipeinlagen, Kleidung, Kunstfasern.

Physikalische Therapie

Kräuterbad:

Ehrenpreiskraut	40 g
Storchenschnabelkraut	30 g
Lavendelblüten	30 g

1 Hand voll dieser Mischung in 1 l Wasser aufkochen. 5 Minuten ziehen lassen, abfiltern und einem Voll- oder Teilbad beigeben. 20 Minuten baden.

Empfehlenswert ist auch ein Weizenkleiebad.

Homöopathie

Urtica urens Tropfen D6: stündlich 3 Tropfen in die Wangentasche bei Nesselsucht mit Jucken.

Juckreiz und Trockenheit der Schamlippen/Scheide

Chronischer Juckreiz, meist nach den Wechseljahren ohne Nachweis von Bakterien oder Pilzen. Diabetes vom Arzt ausschließen lassen. An allergische Reaktion auf Waschmittel, Slipeinlagen usw. denken.

Vorbeugen

Wäsche aus Naturfasern, waschen nur mit Wasser, seifenfreie Waschlotionen, bei empfindlicher Haut trockenföhnen, Beckenbodengymnastik.

Physikalische Therapie

- Sitzbäder in Joghurt-Wasser-Lösung, oder
- 4 EL Tonerde mit 1 l Wasser mischen, für Spülung oder als Sitzbad-Zusatz.
- Vitamin E(400IE)-Kapseln zum Schlucken abends tief in die Scheide einführen.

Salben zum Auftragen

- *Rezept*

Urtinktur kleine Brennnessel	10 g
Urtinktur Ringelblume	10 g
Cold Cream ad	100 g

- *Rezept*

Rizinusöl	5 g
ätherisches Öl Niaouli	1 g

ätherisches Öl Zypresse 1 g
ätherisches Öl Zitrone 1 g
Basissalbe ad 100 g

- *Rezept*
  Urtinktur Küchenschelle 10 ml
  Urtinktur Frauenmantel 20 ml
  Rosenwasser 20 ml
  emulgierende Salbe ad 100 g

Badezusätze

- Sitzbad in Hamamelis: Blätter und Rinde der jungen Triebe 10 Minuten kochen, dem lauwarmen Sitzbad zugeben.
- 1 Messerspitze Kalium permanganat, rosafarben auf ein lauwarmes Sitzbad.
- 2 EL geschnittene Eichenrinde mit 1/2 l Wasser aufkochen, 5 Minuten ziehen lassen, abseihen, zwei- bis dreimal täglich erkaltete Lösung als Sitzbadzusatz verwenden.

Kondylome (Feigwarzen)

siehe *Scheideninfektionen*

Kopfschuppen

siehe *Haare*

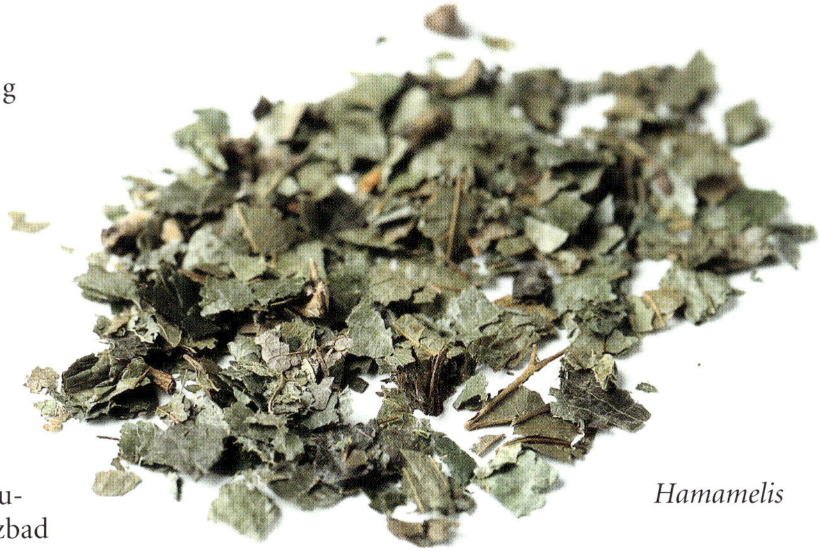

Hamamelis

Kopfweh

Schmerzen im Kopfbereich als Begleitphänomen zu zahlreichen Erkrankungen, aber auch als selbstständiges Phänomen.
Vorsicht! Hält das Kopfweh länger als 1 Tag an oder tritt es immer wieder auf, muss ein Arzt aufgesucht werden!
Vorsicht! Bei plötzlich auftretendem rasendem Kopfweh sofort Arzt aufsuchen!

Ursache
Blutdruck, Infekte, Verletzungen im Bereich Kopf und Wirbelsäule, Nervosität, Nebenwirkung von Medikamenten, nervöse Erschöpfung, Spannungszustände, Alkohol- und Nikotinmissbrauch.

Lebensweise

Stress meiden, sich um eine geordnete Lebensweise bemühen, wenig Süßigkeiten, wenig Fett, regelmäßige Bewegung an frischer Luft, Nahrungsmittel meiden, gegen die eine Unverträglichkeit vorliegt: Alkohol, Käse, Schokolade …

Physikalische Therapie

Stirn- und Nackengüsse, Waschungen nach Kneipp, Armwechselbäder, Tautreten (auch in Schnee oder Sand), streichelnde Massage von maximalen Schmerzpunkten.

- Heiltees: Weidenrindentee, Sauerkirsche (Blätter, getrocknete Früchte), Renecloden, Pestwurz, Berberitze (jeweils 1 TL auf eine Tasse kochendes Wasser, 5 Minuten ziehen lassen).

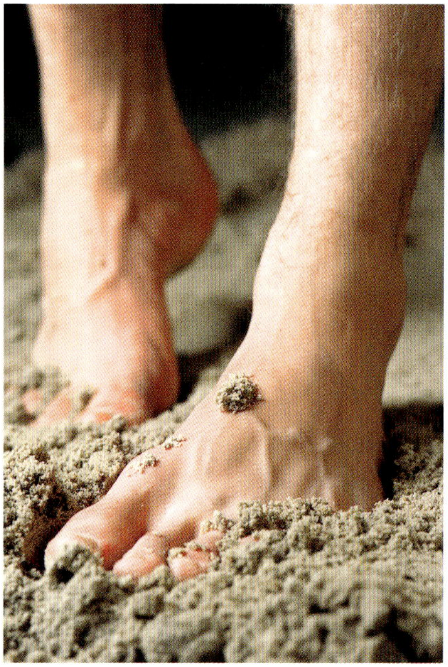

Treten in kühlem Sand hilft bei Kopfschmerzen.

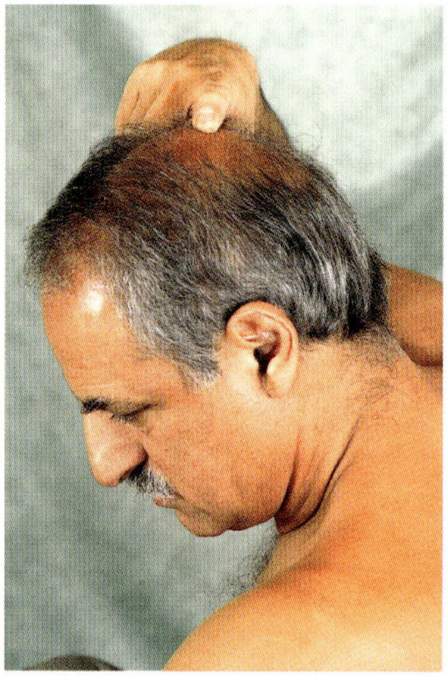

Beruhigungspunkt

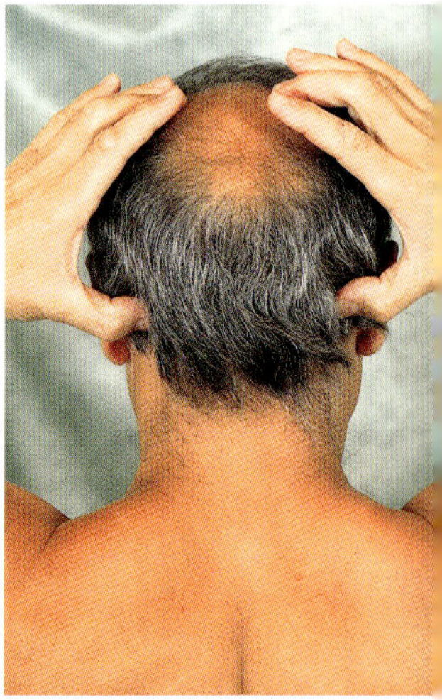

Akupressurpunkt Spannungskopfschmerz

- Zwiebelpackung im Nacken (feucht anwärmen).
- Zerdrückte frische Kohlblätter auf schmerzende Stellen legen.

Akupressur

- Schmerzpunkt zwischen Daumen und Zeigefinger
(siehe *Schnupfen*).
- Schmerzpunkt zwischen Großzehe und 2. Zehe (siehe *Migräne*).
- Beruhigungspunkt: Schnittpunkt einer Kopfmittellinie mit einer Verbindungslinie von Ohr zu Ohr, ausgehend von der Ohrspitze.
- Spannungskopfschmerz: Im Nacken, auf beiden Seiten unterhalb des Schädels
(siehe auch *Migräne*).

Krampfadern an den Beinen

Venenerweiterung an den Beinen aufgrund von Bindegewebsschwächen. Häufige Ursache: sitzende Lebensweise.

Vorbeugung: Bewegung der Beine, wandern, walken, Rad fahren, keine hohen Absätze, keine enge Kleidung, Vorsicht Sonnenbrand.

Ernährung: Normalgewicht anstreben, Regulation der Darmtätigkeit, Verstopfung meiden, reichlich trinken.

Physikalische Therapie
Kalte Schenkelgüsse, kühle Wadenwickel, Kneipp-Wassertreten. Kalte Anwendungen, nur wenn die Haut der Beine warm ist.

- Kohlwickel oder Quarkwickel, siehe auch *Wickel*.
- Hamamelis-Tinktur, 1 : 10 mit Wasser verdünnen, örtlich als Umschlag oder als Unterschenkelbad anwenden. Auch Eichenrinden-Extrakt empfiehlt sich für diese Anwendung.

Phytotherapie: Steinklee-Tee: 1 - 2 TL klein geschnittener Steinklee mit 1/4 Liter kochendem Wasser überbrühen, 10 Minuten ziehen lassen. Abseihen, täglich 2 - 3 Tassen trinken.

Krankenernährung

Die klassische Schonkost oder Schondiät, die vor allem die Älteren noch kennen, gibt es nicht mehr. Sie ging davon aus, dem Kranken möglichst leicht verdauliche Nahrung anzubieten, um dem kranken Körper die Arbeit der Verdauung zu erleichtern. Typische Beispiele sind der Grießbrei und schneeweißes Brot. Diese Art der Krankenkost führte mit ihrem Mangel an Ballaststoffen, Vitaminen, Mineralstoffen, Spurenelementen, essentiellen Fettsäuren usw. bei längerer Anwendung zu Schäden, sodass man von Diätkrüppeln sprechen musste. Im Ganzen war diese Art von Diät zumindest im Sinne einer positiven Beeinflussung des Krankheitsverlaufs nutzlos. Heute empfiehlt man eine vollwertige Grunddiät, die sich gar nicht oder nichts allzusehr von der gesunden Ernährung der übrigen Familienmitglieder zu unterscheiden braucht.
Natürlich sind Abwandlungen bei bestimmten Krankheitsbildern und Lebenssituationen notwendig, z. B. bei Übergewicht, Diabetes, Bluthochdruck, Gicht, Erkrankungen der Verdauungsorgane, Verstopfung, Osteoporose, im Alter, in Schwangerschaft und Stillzeit. Auf diese besonderen Diätformen geht dieses Buch unter dem jeweiligen Stichwort ein.
Grundsätzlich gilt: Die Ernährung gilt dem ganzen Organismus und damit auch der Atmung, dem Stoffwechsel, dem Kreislauf, der Immunabwehr. Sie kann jedes Organ beeinflussen und jede Organfunktion. Auch darauf geht dieses Buch ein.
Empfohlen wird z. B. bei Störungen des Verdauungstraktes eine leichte vollwertige Grunddiät. Sie sollte folgenden Grundsätzen genügen:

- eine begrenzte Nahrungsmenge,
- wenige, möglichst pflanzliche Fette,
- Ballaststoffe je nach individueller Notwendigkeit, die Darmentleerung zu fördern,
- einfach zusammengestellte Speisefolgen, einfach zubereitet, die geeignet sind, die Verdauung zu fördern,

- möglichst wenig Zucker, um Gärungsprozesse im Darm zu vermeiden,
- eingeschränkte Eiweißaufnahme, um Fäulnisprozesse im Darm zu vermeiden und die Belastung der Nieren in geringem Rahmen zu halten.

Empfohlen wird Frischkost, vor allem auch Obst- und Gemüsesäfte, je nach Verträglichkeit zusammen mit Quarkspeisen oder Müsli. Für bestimmte Säfte wie z. B. Karottensaft ist die Zugabe von Sahne oder kaltgeschlagenem Öl empfehlenswert, wegen der nur in Fett löslichen Vitamine A, D, E, K.

Obst: Alles empfehlenswert, vor allem Obst, das wenig sauer ist. Einheimisches Obst hat den Vorteil des kurzen Transportweges, daher größerer Frische, sodass es wahrscheinlich nicht chemisch behandelt ist, vor allem nicht gewachst. Obst sollte klein geschnitten serviert werden, insbesondere für ältere Menschen mit Kauproblemen. Allerdings muss es nach dem Kleinschneiden sofort gegessen werden, weil sonst wertvolle Vitalstoffe unter dem Einfluss des Luftsauerstoffs zerfallen.

Gemüse: Die Ernährungswissenschaft empfiehlt fünf tägliche Mahlzeiten und bei allen fünf den Genuss von Obst und Gemüse (fünfmal rot oder gelb oder grün!). Das Gemüse der beiden Hauptmahlzeiten sollte gedünstet angeboten werden, wobei ein hochwertiges Öl verwendet werden sollte. Geeignet sind im Prinzip alle Gemüse. Ausgenommen sind die Kohlarten wie Weißkraut, Rotkraut und Blumenkohl, für die gewisse Einschränkungen gelten. Ein Teil des Gemüses kann auch, vor allem zwischendurch, als Rohkost gegessen werden (Gemüse fein zerkleinern, kleine Mengen frisch essen, am besten vor den Mahlzeiten. Ausprobieren, was individuell vertragen wird!).

Salat: Beim Kopfsalat nur die inneren, zarten Blätter verwenden. Bei Gurken und Tomaten ausprobieren, was vertragen wird.

Kartoffeln: Sie sind ein wichtiges Gemüse mit einem hohen Vitamingehalt, der durch möglichst schonende Zubereitung erhalten werden muss. Vorzuziehen sind daher Pellkartoffeln. Kartoffeln enthalten Eiweiß, das durch die Kombination mit Milchprodukten z. B. Quark zu besonders hochwertigem Eiweiß ergänzt wird. Eine solche Kombination kann das Fleischeiweiß ersetzen. Auch Ei und Kartoffeln stellen eine gute Kombination dar.

Brot und Teigwaren: Als Brot wird ein feinkrumiges Vollkornbrot empfohlen. Am besten wäre ein selbst gebackenes Brot, um die unbekannten Backzusätze der Brotfabriken auszuschließen. Als Teigwaren können sowohl solche aus normalem wie aus Vollkornmehl verwendet werden.

Reis kann in jeder Form gegessen werden.

50 % der täglichen Nahrung sollten aus Kohlenhydraten bzw. Obst und Gemüse bestehen.

Fleisch: Empfehlenswert ist mageres Fleisch, vor allem Geflügelfleisch aber auch Kalbfleisch, Rindfleisch und sogar mageres Schweinefleisch kommt in Betracht. (Auf Herkunft achten!)

Fisch: Zweimal wöchentlich sollte wegen der wichtigen, nur im Fisch enthaltenen, wertvollen Fettsäuren (Omega-3-Säure) vor allem Tiefseefisch gegessen werden.

Milch und Milchprodukte: Empfehlenswert sind vor allem saure Frischkäse und Milchprodukte wie Hüttenkäse, Quark, Kefir, Sauermilch, Joghurt. Bei den verschiedenen Käsesorten sollte man die scharfen, würzigen Sorten vermeiden.

Fette: Als Fette, vor allem für Salate, zum Dünsten von Gemüsen und als Zusatz zu bestimmten anderen Speisen, sollte man auf wertvolle, möglichst kaltgepresste (extra vergine) Pflanzenöle achten. Hier ist besonders empfehlenswert ein gutes Olivenöl, das sich beim Kochen ohne Qualitätsverlust und ohne Entwicklung von Schadstoffen hoch erhitzen läßt. Außerdem Rapsöl, Sonnenblumenöl u. Ä. Gegessen werden kann auch Butter, Butterfett und süße Sahne.

Getränke: Empfehlenswert sind Wasser, Kräutertee, Schwarztee, röststofffreier Bohnenkaffee und – soweit keine Krankheiten vorliegen, die den Genuss von Alkohol verbieten – in bescheidenem Rahmen Wein.

Alle empfohlenen Nahrungsmittel müssen im Einzelfall auf Verträglichkeit beim Patienten überprüft werden, um einen individuell verträglichen Speiseplan mit individuellem Ballaststoffgehalt zusammenzustellen.

Krebsvorbeugung

siehe *Ernährung, Krankenernährung*

Kreislauf

siehe *Blutdruck, Herz*

Kreislaufkollaps

Akuter Blutdruckabfall aufgrund von Schreck, Schock, Schmerz, Organerkrankungen.

Sofortmaßnahme

- Patient flach legen, Beine senkrecht in die Höhe halten. Enge Kleidung öffnen, frische Luft, kalter Waschlappen auf die Stirn.

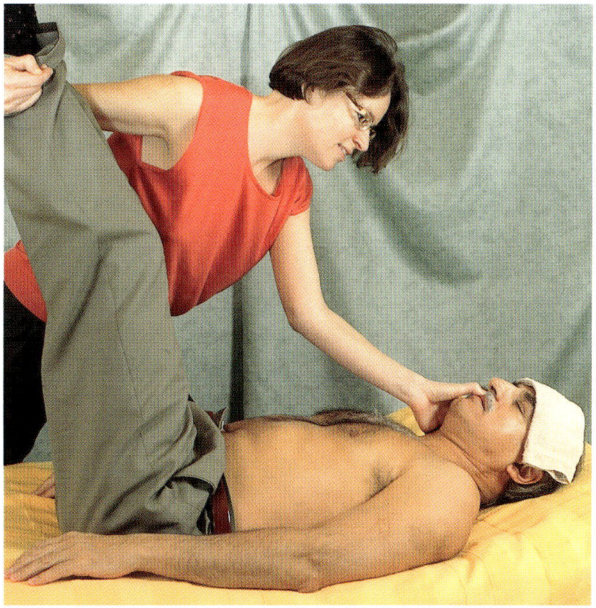

Akupressurpunkt beim Kreislaufkollaps

- In ein Taschentuch Rosmarinaromaöl geben, Patienten riechen lassen.

Homöopathie

Notfalltropfen bei Kollapsneigung: Crataegus Urtinktur, Veratrum album D3 und Cactus D3 zu gleichen Teilen mischen lassen, ergibt 10 ml Lösung. 3 Tropfen in den Mund nehmen, nicht schlucken, wird über die Schleimhäute des Mundes aufgenommen, wirkt schnell.

Akupressur

- Notfallpunkt der Akupressur (in der Mittellinie im Grübchen unter der Nase) 1 1/2 Minuten mit festem Druck des Nagels massieren.
- Kleinfingernagelfalzaußenseite mit dem Nagel fest eindrücken.

Gleichzeitig zu den aufgeführten Maßnahmen Arzt informieren.

Lebensmittelvergiftung

Typische Erscheinungsform ist Brechdurchfall. Betrifft meist eine ganze Gruppe von Menschen. Bei Salmonelleninfektion tritt innerhalb von 12 bis 24 Stunden Fieber mit Schüttelfrost auf verbunden mit Übelkeit und Erbrechen. Außerdem heftige wäßrige Durchfälle. *Vorsicht* ansteckend! Kranke isolieren! Möglichst Kontaktgegenstände desinfizieren! Bei einer Staphylokokkeninfektion treten die Symptome noch schneller auf!

Vorsicht! Bei Verdacht Arzt aufsuchen.

Soforthilfe

- Möglichst rasch erbrechen! Durchfall zulassen, er schleust Gifte aus dem Körper, verlorene Flüssigkeit ersetzen.
- Einnehmen von medizinischer Kohle!
  Siehe auch *Durchfall*

Leber- und Gallenstörungen

Die Gallenblase ist der Speicher für die in der Leber produzierte Gallenflüssigkeit, deren Zusammensetzung von der Ernährungsweise abhängig ist. D.h. falsche Ernährung kann der Steinbildung in der Galle Vorschub leisten. Die Gallenflüssigkeit schließt im Darm die Fette für den Körper auf und macht sie transportfähig.

Wenn sich ein Gallenstein im Gallengang einklemmt, so kommt es zur akuten Gallenkolik, d.h. der Körper versucht, den Gallengang durch rhythmisches Zusammenziehen vom Fremdkörper zu befreien (ähnlich geschieht dies bei einer Nierenkolik und beim Geburtsvorgang).

Vorbeugung

Gesunde Ernährung, leicht verdauliche Fette, Einschränkung von tierischem Eiweiß, viel Ballaststoffe, viel Frischkost, »5-mal grün, gelb, rot« täglich, bittere Salate, Rettich, Artischocke.

Regelmäßiger Verzehr von Rettich ist eine gute Vorbeugung für Leber- und Gallenbeschwerden. Wenn man Rettiche oder Rettichsaft therapeutisch anwendet, darf kein Salz verwendet werden.

Langsam und regelmäßig essen, Vermeidung von unverträglichen Lebensmitteln. Vor schwerem Essen, wenn dieses nicht vermeidbar: Senf, Pfeffer, Artischocken, Wermut.

Physikalische Therapie

- Liegen steigert die Leberdurchblutung um 50 %, deshalb kann mit einem feuchtwarmen Wickel die Leber-Galledurchblutung und damit die Leberleistung gesteigert werden. Außerdem zu empfehlen ist eine
- Heublumenpackung auf dem rechten Oberbauch.
- Bei einem feuchtwarmen Wickel kann anstatt Wasser Schafgarbentee verwendet werden. Schafgarbe hat auch eine krampflösende Wirkung.
- Leberguss unterhalb Brustbeinmitte in den rechten Oberbauch fließen lassen.

Phytotherapie

- Teemischung: Wermut, Löwenzahn, Pfefferminze, Chicorée, Schafgarbe je 100 g, 1 TL auf 1 Tasse als Aufguss kurmäßig 6 Wochen, vor dem Essen trinken.
- Kurkumatee (fördert den Gallefluss): 1 Messerspitze Kurkuma in 1 Tasse Wasser als Abkochung vor schwerem Essen trinken.
- Gallenstörung mit Übelkeit: 1 TL Erdrauchkraut auf 1 Tasse Wasser als Aufguss herstellen. 2 bis 3 Tassen täglich trinken.

Hausmittel

Ein altes bewährtes Heilmittel bei Gallenblasenerkrankungen ist der Saft, der aus geriebenen weißen oder schwarzen Rettichen gepresst wird. Saft einige Stunden kühlen, 1/4 l Saft über den Tag verteilt trinken. 5 Tage in Folge, dann mindestens 2 bis 3 Tage Pause. Die Anwendung kann wiederholt werden.

Vorsicht! Alle hier angegebenen Mittel dienen vorzüglich der Vorbeugung und der Behandlung abgeklungener Entzündung. Jedoch NICHT bei akuten Entzündungen anwenden.

Bei **akuten Entzündungen** der Galle hilft ein Tee aus Pfefferminzblättern, der Erbrechen und Übelkeit lindert. Bei einem Verschluss der Gallenwege sollten keine Gallentees getrunken werden. Arzt aufsuchen!!

Magengeschwür

Tiefer gehende Verletzung der Magenschleimhaut. Beschwerden: Druckschmerz oberhalb und links vom Nabel. Völlegefühl und Oberbauchschmerzen vor allem nach dem Essen. Lebensweise: siehe *Magenschmerzen.*

Therapie

- Rollkur siehe *Magenschmerzen.*
- Kalbsfuß siehe *Magenschleimhautentzündung.*
- Täglich 1 l Kohlsaft aus frischem Kohl über den Tag hinweg trinken.

Magenschleimhautentzündung

Eine durch äußere oder innere Faktoren verursachte Entzündung der Schleimhaut des Magens.

Anzeichen: Übelkeit, Aufstoßen, Druckgefühl im Magen, Erbrechen.

Ursachen

Hastiges Essen, schlechtes Kauen, zu heiße aber auch zu kalte Speisen, scharfe Gewürze, Genussmittelmissbrauch (Alkohol, Nikotin), Lebensmittelunverträglichkeit, Medikamente (z. B. Aspirin).

Physikalische Therapie

- Bei akuter Gastritis: hungern, Rollkur (siehe *Magenschmerzen*), Nahrungsaufbau mit Haferschleimsuppe, Zwieback. Oder:
- Anstelle Frühstück und Abendessen je ein Teller Kalbsfuß-Suppe. (Frischen Kalbsfuß beim Metzger kaufen, der Länge nach halbieren lassen. Mit etwas Suppengemüse – Karotte, Sellerie, Lauch, Lorbeerblatt – kochen, bis sich die Knochenhäute ablösen (2 bis 3 Stunden), das Fleisch und vor allem die Knochenhäute klein schneiden und der Brühe beimengen. Am besten bereitet man eine größere Menge, die für eine ganze Woche reicht. Man kann die einzelne Portion oder die ganze Suppe mit Haferflocken anreichern.) Besonders wirksam ist diese Suppe, wenn man eine Rollkur mit ihr macht (siehe *Magenschmerzen*).

Kalbsfuß-Suppe

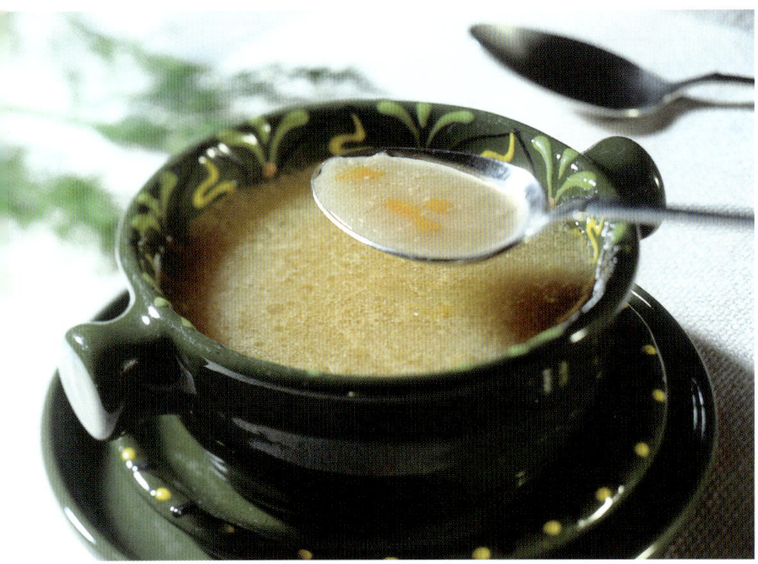

Phytotherapie

- Sanikelkrauttee (1 TL auf 1 Tasse kochendes Wasser, 5 Minuten ziehen lassen, 3 mal täglich. Oder:
- Sanikelelixier (nach Hildegard v. Bingen): 1 Hand voll frische Pflanzen mit Wurzeln in 1 l Wasser 10 Minuten kochen. Etwas Honig und etwas Süßholz dazugeben, in Flasche abfüllen. Nach jedem Essen 1 EL.

Magenschmerzen

Schmerzen im Oberbauch unter dem Brustbein bedingt durch Magenschleimhautentzündung, Magentumoren bzw. Geschwüre.
Magenschmerzen nach dem Essen können auf Magengeschwüre hinweisen; bei nüchternem Magen, vor allem nachts, auf Zwölffingerdarmgeschwür.
Meist sind Magenschmerzen Ausdruck seelischer Belastung (»etwas liegt mir im Magen«). Sie können auch auf die Erkrankung anderer Verdauungsorgane (Leber, Galle, Bauchspeicheldrüse) und des

Herzens hinweisen. Zur Abklärung sollte man einen Arzt aufsuchen!

Lebensführung

- Einhalten eines geregelten Lebensrhythmus, Einhalten von Entspannungs- und Ruhezeiten, Übungen zur Stressbewältigung.
- Häufige, regelmäßige, kleine Mahlzeiten (ca. 5 mal täglich).
- Leichte Speisen; nicht zu kalte, nicht zu heiße Speisen, keine scharfen Gewürze, Verzicht auf Kaffee, Nikotin, Alkohol.
- Feststellen, welche Nahrungsmittel nicht vertragen werden (z. B. Rohkost), diese selbstverständlich meiden.

Physikalische Therapie

Heiße Auflage: Wärmflasche, Heublumensack, angewärmtes Kirschkernsäckchen in die Magengrube.

Phytotherapie

- *Kamillenrollkur:* morgens nüchtern. 2 EL Kamillenblüten mit zwei Tassen kochendem Wasser überbrühen, fünf Minuten ziehen lassen. In kleinen Schlucken trinken. Zehn Minuten auf dem Rücken liegen, 10 Minuten auf der rechten Seite, 10 Minuten auf der linken Seite, 10 Minuten auf dem Rücken. 30 Minuten nachruhen.
- *Magentropfen:*

Kamillentinktur	20 ml
Pestwurztinktur	10 ml
Melissentinktur	10 ml
Schafgarbentinktur	10 ml

mischen. 3-mal täglich 15 Tropfen der Mischung in wenig Wasser vor den Mahlzeiten einnehmen.

- *Topinambursaftkur:* 3-mal täglich 30 Minuten vor den Mahlzeiten ein halbes Glas Topinambursaft trinken. Dauer der Kur 4 bis 6 Wochen. (Das bekannte Rezept mit Kartoffelsaft ist eine Verwechslung mit Topinambursaft.)
- *Dinkeltrank:* 50 g ganze Dinkelkörner in 1 l Wasser 30 Minuten köcheln. Mit etwas Honig gesüßt über den Tag verteilt trinken.

Menstruation, zu lang, zu stark

Dauert die Blutung länger als 7 Tage, mit Abgang von Blutklumpen bei gleichzeitiger Schwäche, Blutarmut und Müdigkeit, sollte man vom Arzt die Ursache abklären lassen.

Lebensführung

Körperliche Anstrengungen und anstrengenden Sport während der Blutungstage meiden.

Physikalische Therapie

Eisblase auf Unterbauch auflegen.

Phytotherapie

- *Zimttee:* 1 TL Zimtstängel mit 1 Tasse kochendem Wasser anbrühen, 5 Minuten ziehen lassen, abfiltrieren, zweimal täglich 1 Tasse.
- *Kräutertee:*
  Schafgarbenblüten, Hirtentäschelkraut, Hamamelisblätter, Frauenmantel, Mistelkraut zu gleichen Teilen

Gut vermischen, 1 TL der Mischung mit einer Tasse kochendem Wasser anbrühen, 5 Minuten ziehen lassen, dreimal täglich 1 Tasse.

- *Ruprechtskrauttee:* 2 TL des getrockneten Krautes (oder 1 TL getrocknete Wurzel) mit 1/4 Liter kochendem Wasser übergießen, das Kraut 5 Minuten ziehen lassen (die Wurzel 10 Minuten), abseihen, zweimal täglich 1 Tasse trinken.
- *Boxhornklee-Absud:* 1 TL Boxhornklee-Samen mit einer Tasse Wasser 15 Minuten kochen, zwei- bis dreimal täglich 1 Tasse. Man kann den Boxhornklee-Samen auch keimen lassen und als Salat essen.

Menstruation, schmerzhafte Blutung, Dysmenorrhoe

Krampfartige Schmerzen im Unterbauch, gelegentlich in den Rücken, die Leiste und in die Oberschenkel ausstrahlend. Mit Beginn, kurz vor oder beim Einsetzen der Regelblutung.

Ursachen

Endometriose (siehe dort). Angeborene Missbildung, Folge einer Entzündung, Muskelverkrampfungen im kleinen Becken, Stress, psychologische Probleme z. B. mit dem Zurechtfinden in der Rolle als Frau, aber auch in der Nachahmung des mütterlichen Verhaltens in Zusammenhang mit der Menstruation.

Lebensführung

Entspannungsübungen (Yoga, autogenes Training, Qi Gong etc.)

Ernährung

- Für ausreichend Magnesium (Vollkorngetreide, Kartoffeln, Spinat, Obst) und Calcium (Milchprodukte, Nüsse, Mandeln, Kartoffeln, Pollen) sorgen. Eine Woche vor Beginn der Menses täglich 1 Glas frisch gepressten Karottensaft trinken.
- Tierisches Eiweiß reduzieren, pflanzliches Eiweiß bevorzugen, täglich 2 TL nicht raffiniertes Walnussöl als Nahrungsergänzung (Alpha-Linolensäure), alternativ 1 g Nachtkerzensamenöl (als Kapsel).

Physikalische Therapie

- Feuchtwarme Wickel, Sitzbäder, Vollbäder bei angenehm warmer Temperatur mit Schafgarbe: 50 g in 1 l Wasser abkochen und dem Badewasser beifügen.
- Kamillenblüten: 2 EL mit 1 l kochendem Wasser überbrühen, 5 Minuten ziehen lassen, ins Badewasser geben.
- Frauenmantel: 2 EL wie Kamillenblüten
- Lavendel: wie Schafgarbe
- Melisse: wie Schafgarbe
- **Massageöl:** 10 ml Zimtöl und 25 ml Mandelöl mischen, den Unterbauch einmassieren.

Kneipp-Strümpfe

- 1 Paar Leinenstrickstrümpfe
- 1 Paar Wollstrümpfe 50 bis 70 cm

Leinenstrümpfe in kaltem Wasser tränken, ausdrücken, faltenfrei anziehen, Wollstrümpfe darüber, 15 Minuten liegen. Bei Krampfadern lässt man die Strümpfe die ganze Nacht.

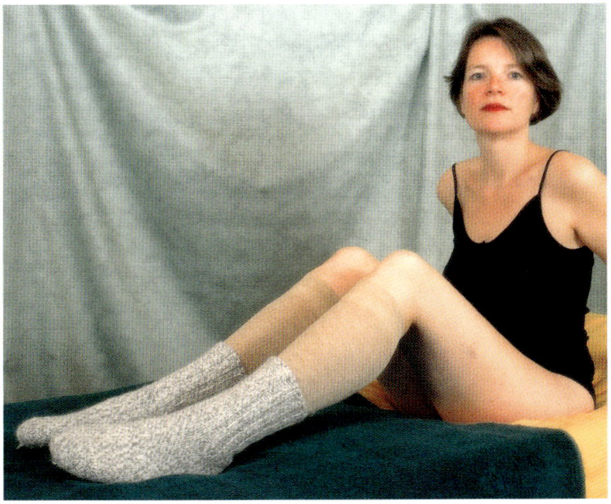

Strümpfe nach Kneipp

Phytotherapie

- *Schafgarbe:* 30 g mit 1 l kochendem Wasser überbrühen, 5 Minuten ziehen lassen, dreimal 1 Tasse über den Tag verteilt trinken. Oder:
- *Frauenmantel:* 2 EL mit 1 l kochendem Wasser überbrühen, 5 Minuten ziehen lassen, dreimal 1 Tasse über den Tag verteilt trinken. Oder:
- *Frauenmantel-Tinktur:* zwei- bis dreimal täglich 10 Tropfen in einem Glas lauwarmem Wasser. Oder:
- *Traubensilberkerze:* 1 TL auf 1 Tasse kochendes Wasser, 5 Minuten ziehen lassen, dreimal 1 Tasse pro Tag. Oder:
- *Kamillenblüten:* 1 TL auf 1 Tasse kochendes Wasser, 5 Minuten ziehen lassen, dreimal 1 Tasse pro Tag. Oder:
- *Kamillen-Tinktur:* zweimal 10 Tropfen pro Tag in einem Glas lauwarmem Wasser.
- Bei krampfartigen Schmerzen, die mit Wärme besser werden, dunklem Blut und weißlich belegter Zunge: Ingwer-Wurzel abkochen und essen.
- *Salbei-Tinktur:* zweimal 20 Tropfen pro Tag in einem Glas lauwarmem Wasser.
- *Kräutertee:*

Gänsefinger	60 g
Weiße Taubnessel	20 g
Kamillenblüten	20 g

  2 TL der Mischung mit einer Tasse kochendem Wasser überbrühen, 5 Minuten ziehen lassen und bei Bedarf 1 bis 2 Tassen trinken, wirkt krampf- und schmerzlindernd.
- Ein weiterer Tee wird hergestellt aus: 5 g Beifuß und 5 g getrocknetem Ingwer. Beides wird in kaltem Wasser angesetzt und muss bis zu einer Stunde köcheln. Täglich frisch zubereiten.

Migräne

Anfallsweise und periodisch auftretende Kopfschmerzen, meist halbseitig, mit oder ohne Begleiterscheinungen wie Ohrensausen, Augenflimmern, Schwindel, Lichtempfindlichkeit, Geräuschempfindlichkeit. Frauen leiden häufiger an Migräne als Männer.

Ursache

Es wird angenommen, dass nach einer krampfartigen Verengung der Blutgefäße des Kopfes durch die nachfolgende Wiedererweiterung der Gefäße die Migräne auftritt.

Auslöser

- Stress, Ärger, Überforderung, Wettereinflüsse wie Föhn.
- Hormoneinflüsse besonders vor der Periode, Einnahme der Pille.
- Nahrungsunverträglichkeit (Käse, Rotwein, Schokolade).

Lebensweise: Siehe *Kopfschmerzen*. Auf geregelte Darmtätigkeit achten!

Physikalische Therapie

- Vorbeugend abhärtende Maßnahmen: Tautreten, Kneipp-Wassertreten, barfuß über Steine laufen.
- Kleeblätterwickel (3 TL Kleeblätter mit 1/2 Liter kochendem Wasser überbrühen und 10 Minuten kochen lassen. Wenn der Absud gut handwarm ist, ein Tuch damit tränken und auflegen).
- Bei niedrigem Blutdruck 1 bis 2 Tropfen Rosmarinöl auf ein Taschentuch geben und einriechen.
- Bei niedrigem Blutdruck Kaffee mit Zitrone trinken oder Ingwer in den Mund nehmen.
- Bei hohem oder normalem Blutdruck 1 bis 2 Tropfen Lavendelöl auf ein Taschentuch geben und einriechen.
- Bei hohem oder normalem Blutdruck hilft auch ein Lavendelblütenbad (eine Hand voll frische oder getrocknete Lavendelblüten in 1 l Wasser aufkochen, 5 Minuten ziehen lassen, abseihen und dem Badewasser beifügen.

Phytotherapie

Kurmäßig über 3 Wochen zur Vorbeugung:

Lavendelblüten	30 g
Zitronenmelissenblätter	20 g
Pestwurzwurzeln	20 g
Rosmarinblätter	20 g
Weidenrinde	20 g

1 TL mit 1/4 Liter kochendem Wasser überbrühen, 5 Minuten ziehen lassen, abseihen, schluckweise dreimal 1 Tasse täglich trinken.

Akupressur

- Schmerzpunkt zwischen Daumen und Zeigefinger (siehe *Kopfschmerzen*).
- Schmerzpunkt zwischen Großzehe und 2. Zehe.
- Beruhigungspunkt: Schnittpunkt einer Kopfmittellinie mit einer Verbindungslinie von Ohr zu

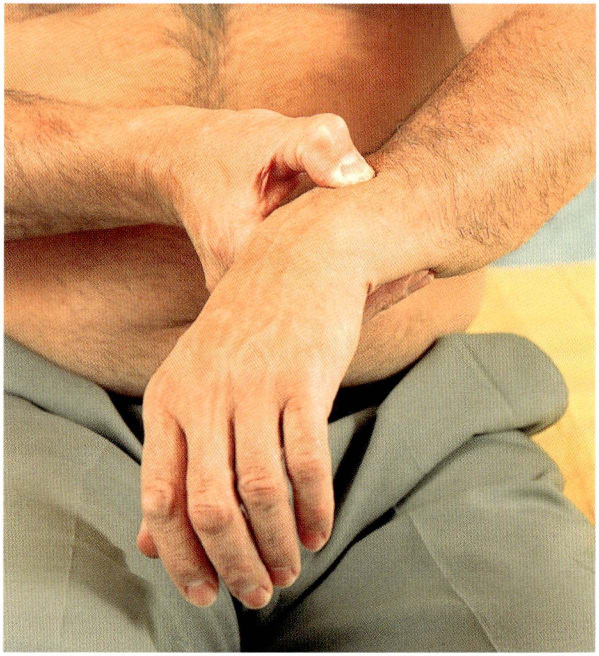

Akupressurfernpunkt Schläfenmigräne

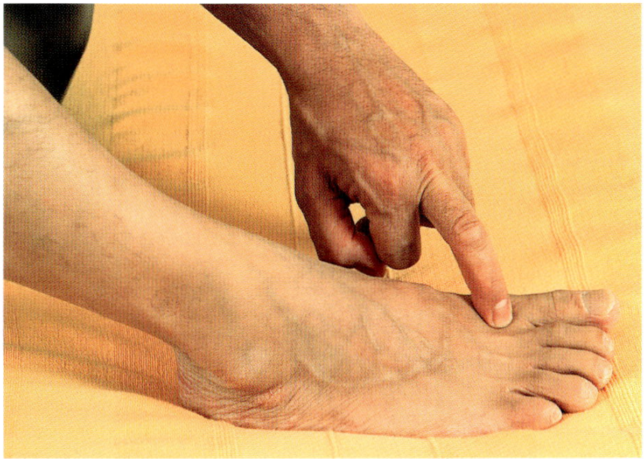

Akupressurpunkt zwischen Großzehe und 2. Zehe

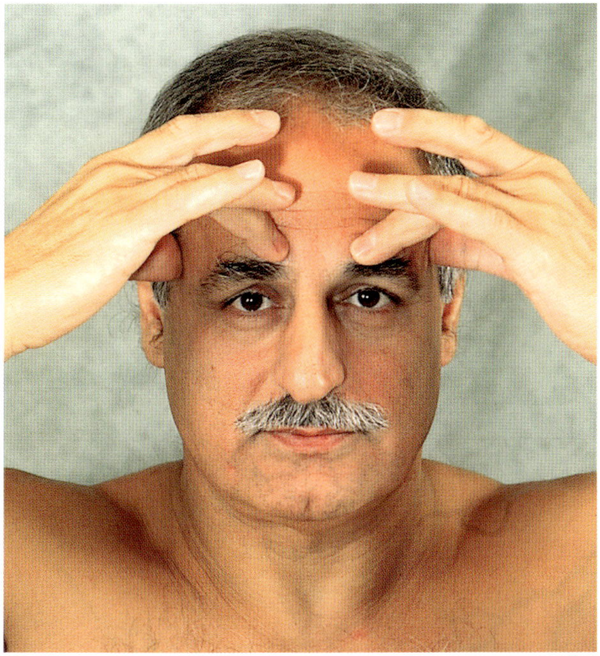

Akupressurpunkt Stirnmigräne

Ohr, ausgehend von der Ohrspitze (siehe *Kopfschmerzen*)

- Stirnmigräne: Inneres Drittel der Augenbraue vorsichtig massierend 1 Minute pressen.
- Schläfenmigräne: vor dem Ohr, 1 Querfinger oberhalb Ohrklappenhöhe gelegen.

Mittelohrentzündung

Siehe *Ohren, Mittelohrentzündung*

Mund

Aphten

Kleine Einrisse der Haut am Übergang von Haut zu Schleimhaut, entzündliche Schleimhautveränderungen im Mund in Form geschwollener zum Teil harter Herde als Begleitphänomen von Virusinfektionen. Bei chronisch auftretenden Aphten im Zusammenhang mit Verdauungsstörungen und Menstruationsstörungen Ursache beheben!

Phytotherapie

- *Lokale Behandlung:* 1 Messerspitze Salz auf ein kleines Glas Schwarztee (30 ml) und 20 Tropfen Weinessig, 5 Tropfen Olivenöl. Mit dieser Mischung dreimal täglich den Mund spülen.
- *Majoran-Tee:* 1 TL auf 1/4 l kochendes Wasser, 10 Min. ziehen lassen, Mund mehrfach täglich spülen.

- *Mäuseklee-Tee:* 2 TL Mäuseklee mit 1/4 l kaltem Wasser aufsetzen, zum Kochen bringen, 2 Minuten ziehen lassen, abseihen, warm schluckweise trinken oder den Mund spülen.
- *Blutwurz-Tee:* 1 TL Blutwurz mit 1/8 l kochendem Wasser überbrühen, 10 Minuten köcheln, noch warm abseihen. Mehrmals täglich den Mund spülen.
- *Blutwurz-Tinktur:* 1 EL in 1/4 l Wasser lösen, zum Gurgeln verwenden.
- *Gurgeln mit Isländisch Moos Tee:* 2 TL mit 1/4 l kaltem Wasser langsam zum Sieden bringen, dann sofort abseihen, abkühlen lassen. Oder:
- *Auflage im Mund:* 1 EL Quark, 1/2 TL Teepulver (zerriebener Schwarztee), Salz, einige Tropfen Olivenöl sowie einige Tropfen Zitronensaft gut miteinander vermischen, kühl stellen, mehrfach täglich dick auftragen. Oder:.
- mit einem Schwarztee (länger als 5 Minuten ziehen lassen) spülen.

Mundsoor

Pilzerkrankung im Mund und im Verdauungskanal.

Symptome: weißliche Beläge im Mund, die sich nicht abstreifen lassen.
Ursache: Pilzinfektion, Abwehrschwäche (auch bei HIV), nach Verwendung von Antibiotika, Diabetes mellitus.

Lebensweise: Süßigkeiten, weiße Mehlprodukte, scharfe Gewürze meiden, Immunabwehr steigern (siehe *Immunschwäche*).

Phytotherapie

- Thymian, Salz, Mandelöl, Zitronenschalenextrakt zu gleichen Teilen mischen und zur Salbe bereiten, auf die Zunge auftragen.
- Alle zwei Stunden mit Thymiantee gurgeln (1 TL getrockneten Thymian auf eine Tasse kochendes Wasser, 5 Minuten ziehen lassen). Sollte nach drei Tagen keine Besserung eintreten, Arzt aufsuchen.

Entzündung der Mundschleimhaut und des Zahnfleisches

Lebensweise
eingehendes Kauen und Einspeicheln vor allem von Vollkornbrot. Sich Zeit lassen beim Essen (um das Freisetzen von Enzymen zu ermöglichen).

Phytotherapie

- *Kräutertee:* zu gleichen Teilen Salbeiblätter, Rosmarinblätter, Thymiankraut mischen. 1 EL Mischung auf eine Tasse kochendes Wasser, 10 Minuten ziehen lassen. Mehrmals täglich, besonders nach Mahlzeiten, den Mund spülen.
- *Weitere Kräutertees:* Malve, Brombeerblätter, siehe auch *Mund, Aphthen*

Mundgeruch

Vom Arzt abklären lassen, ob eine organische Ursache vorliegt, z. B. eine Erkrankung des Magens oder des Darmtraktes.

Sofortmaßnahmen

Essen eines Apfels, Kauen von Salbeiblättern oder Fenchelsamen. Beim Fasten Fencheltabletten einnehmen, Mischung von Galgant und Muskat einnehmen.

Phytotherapie

Beifuß-Tee: 1 gehäufter TL geschnittenes Kraut mit 1/4 l Wasser übergießen, nach 2 Minuten abseihen, ungesüßt 1 - 3 Tassen täglich.

Muskelkater

Muskelermüdung nach Überbeanspruchung. Ursache: Anreicherung von Stoffwechselabbauprodukten nach Überbeanspruchung.

Vorbeugen

Lockerungsübungen, Aufwärmen, Dehnübungen nach Sport, nicht »federn«. Eine sportliche Betätigung des Freizeitsportlers, die zu Muskelkater führt, ist nicht als positiv im Sinne einer Gesundheitsförderung zu bewerten. Entstehung von Muskelkater sollte daher durch ansteigendes Training gemäß der körperlichen Belastbarkeit vermieden werden. Die Pulsfrequenz bei sportlichem Training sollte unter 180 minus Lebensalter liegen.

Physikalische Therapie

- Eine alte Volksweisheit sagt: Um den Muskelkater verschwinden zu lassen, mach dasselbe, was dir den Muskelkater gebracht hat.
- Streichelmassage (Technik siehe *Hexenschuss*) mit Beinwell- oder Ringelblumenöl, Herstellung siehe *Schleimbeutelentzündung*.
- 5 Tropfen ätherisches Wacholderöl ins warme Badewasser, 20 Minuten im Wasser, 30 Minuten ruhen.
- *Massageöl:* 10 Tropfen Thymianöl, 10 Tropfen Lavendelöl in 25 ml Mandelöl oder 10 Tropfen Muskatnussöl in 10 ml Mandelöl.

Nägel

Lebensweise und Ernährung

- Auf regelmäßige Pflege bedacht sein.
- Ernährung: Für ausreichende Versorgung mit Vitaminen, Mineralien und Spurenelementen achten, insbesondere Silicium und Calcium.
- Bei Wachstumsstörungen und Brüchigkeit der Nägel hilft Silicea D6.
- Empfehlenswert: Olivenölbad, Molkenbad für die Fingerspitzen.

Phytotherapie

Kräutertee: Ackerschachtelhalm, Spitzwegerich

Nagelfalzentzündung (Umlauf)

Druckschmerzhafte, gerötete Anschwellung des Nagelfalzes (Übergang vom Nagel zur Haut).

Ursachen

- Verletzungen
- eingewachsene Nägel
- Schweißhand, z. B. durch ständiges Tragen von Gummihandschuhen
- Krankheiten, z. B. Diabetes mellitus

Physikalische Therapie

- Baden der Nägel in einer kühlen Infusion von Schwarztee oder Kamillentee oder in einer Salzlösung, kühle Quarkauflagen, kühle Bananenschalen-Umschläge (das Innere der Schalen ist wirksam).
- Teebaumöl, Propolistinktur zu gleichen Teilen mischen und mit Olivenöl verdünnen, regelmäßig auftragen.

Nagelpilzinfektion

siehe *Fußpilz*

Nasenbluten

Ursache:
Verletzung eines Nasenblutgefäßes.

Sofortmaßnahme

- Mit dem Daumen Nasenflügel zudrücken, Kopf nach unten, entspannen.
- *Vorsicht!* Kommt das Nasenbluten innerhalb von 5 Minuten nicht zum Stehen, Arzt aufsuchen.

Phytotherapie

- *Hirtentäschel Frischpflanzentinktur:* 15 Tropfen in wenig Wasser verdünnt einnehmen.
  Oder:
- Samenkapsel oder das grüne Blatt des Hirtentäschelkrautes in der hohlen Hand zerreiben, einriechen.
- Ruprechtskraut (im Mittelalter als Gottesgnadenkraut bekannt): Frischpflanzensaft oder Tee: 2 TL getrocknetes Kraut mit 1/4 Liter kochendem Wasser übergießen, 5 Minuten ziehen lassen, abseihen, bis 2 Tassen pro Tag.

Nebenhöhlenentzündung

siehe *Erkältungskrankheiten*

Nervosität

siehe *Angst*

Neurodermitis

Eine Erkrankung, die der Allergie verwandt ist. Wiederkehrende Entzündung der Haut, besonders an den Beugen, Rötung der Haut, starker Juckreiz, Nässen und Krustenbildung bei insgesamt trockener Haut.

Ursache: nicht genau bekannt. Diskutiert werden erbliche Belastung, Neigung zu allergischen Reaktionen, Unterfunktion von Talk- und Schweißdrüsen, Allergie bewirkende Außenfaktoren z. B. Stress, Pollen, Tierhaare, Hausstaubmilben.

Vorbeugung: Säuglinge aus belasteten Familien so lange als möglich stillen. Sie sollten im ersten Lebensjahr keine Kuhmilch oder Kuhmilchprodukte (auch kein Joghurt) aufnehmen.

Prognose: Besserung mit zunehmendem Alter, besonders nach der Pubertät (hormonelle Umstellung), aber auch Möglichkeit der Entwicklung von Heuschnupfen und Asthma-Bronchiale.

Lebensführung

- Kleidung aus Naturfasern (Seide, Baumwolle, Leinen), jedoch keine Wolle
- Duschen anstatt Baden, pH-neutrale Waschlotionen anstelle Seife verwenden
- Urlaub am Meer oder im Hochgebirge
- Darmsanierung (*siehe dort*), Regulation der Verdauung, Heilfasten bei Erwachsenen und Kindern ab 12 Jahre, Entspannungstechniken, Stressverminderung.

Ernährung

- Vegetarische Vollwertkost, Walnussöl, kein fettes Fleisch (Wurst!), vermeiden von Zucker, Süßigkeiten, Fertigprodukten, Zusatzstoffen. Basenreiche Kost bevorzugen.
- Feststellen gegen welche Nahrungsmittel eine Allergie besteht und diese vermeiden (häufig gegen Milch und Milchprodukte, Ei, Eiweiß, Zitrusfrüchte, Kiwi, Tomaten, Karotten, Fisch, Meeresfrüchte, Nüsse, Getreide).
- Entsprechende Ernährungsumstellung.

Hausmittel

Äußerlich:

- Quark mit Weizenkleie und farblosem Henna mischen, auftragen.
- Heilerde (2 l kaltes Wasser mit einer Hand voll Heilerde mischen) auftragen.
- Rizinusöl auftragen.
- Eichenrinde (1 EL mit 1/2 l Wasser 15 Minuten kochen, abseihen und unverdünnt mit Kompresse auflegen.
- Eigenurin (zweimal täglich Stellen mit Eigenurin einreiben).

Innerlich:

Eigenbluttherapie (die entsprechenden Vorbereitungen können auch vom Arzt oder Apotheker gemacht werden, doch ist dies nicht notwendig). Man beschafft sich 5 Nasentropfenfläschchen. Jedes Fläschchen wird mit 99 Tropfen 30%igem Alkohol gefüllt. Die Fläschchen nummerieren. In Fläschchen Nr. 1 einen Tropfen eigenes Blut geben. Zehnmal schütteln und dabei jeweils auf eine harte Unterlage aufstoßen (C1-Potenz). Aus Fläschchen 1 einen Tropfen in Fläschchen 2 geben und zehnmal schütteln mit Aufstoßen auf harte Unterlage. Aus Fläschchen 2 einen Tropfen nach Fläschchen 3 und wieder genauso verfahren. Ebenso aus Fläschchen 3 nach Fläschchen 4 und Fläschchen 4 nach Fläschchen 5. Im Fläschchen 5 befindet sich nun das Eigenblut in der 5. Potenz verdünnt. Während die Fläschchen 1 bis 4 ausgegossen werden, nimmt man aus Fläschchen 5 pro Woche 5 Tropfen, die man unverdünnt im Mund behält und zwar so lange als möglich. Dies macht man sechs Wochen lang. Nach sechs Wochen macht man die ganze Prozedur mit 7 Fläschchen, wobei man nun aus Fläschchen 7 sechs Wochen lang zweimal pro Woche 5 Tropfen so lang wie möglich im Mund behält. Wichtig ist, dass der Tropfen Blut frisches Blut ist. Dann macht man dasselbe mit 9 Fläschchen und schließlich mit 10. Diese Eigenblut-Therapie ist auch höchst wirksam bei Asthma, Heuschnupfen und Immunschwäche.

Eigenurintherapie: Eigenurin mit Henna farblos und Weizenkleie zu gleichen Teilen zu einer cremigen Masse anrühren, auf die betroffene Haut auftragen, einwirken lassen, bis die Masse getrocknet ist, mit lauwarmem Wasser abspülen, die Haut dann vorsichtig trocken tupfen.

Behandlung mit Eigenblut

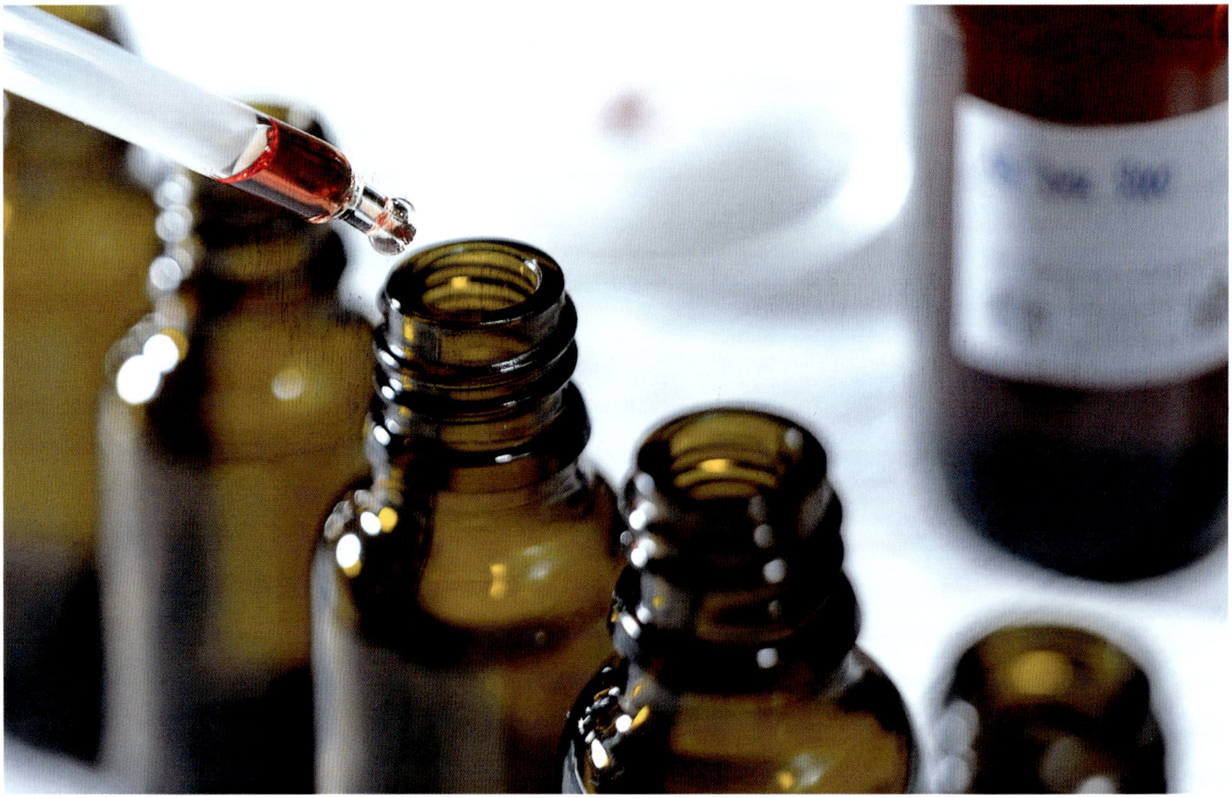

Nierenbeckenentzündung

Entzündung der ableitenden Harnwege mit starkem Krankheitsgefühl, hohem Fieber.

Typisches Symptom: Klopfschmerz der Nierenlager (mit Faust vorsichtig auf Nierenlager – unter der letzten Rippe neben der Wirbelsäule – klopfen. Bei Schmerz besteht der Verdacht auf Nierenbeckenentzündung oder Abflusshindernis, das heißt Nierenstein. Liegt eine Entzündung vor, muss sie durch den Arzt behandelt werden. Er kann auch abklären, ob es sich wirklich um eine Entzündung handelt. Im Übrigen siehe *Nierensteine*.

Phytotherapeutische Begleitung

- *Goldrutentee:* 2 TL mit einer Tasse kochendem Wasser überbrühen und 10 Minuten ziehen lassen, bzw.
- *Goldrutentinktur:* 1 EL mit einer Tasse 80 Grad heißem Wasser auffüllen. Im Akutzustand: dreimal täglich 1 Tasse. Nach dem Abklingen der Beschwerden: täglich 1 Tasse abends über mehrere Wochen

Nierensteine

Symptome: Schmerzen im Lendenbereich, in die Genitalien ausstrahlend. Manchmal mit Schmerzen beim Wasserlassen, manchmal mit blutigem Urin.
Ärztliche Hilfe holen, auch zum Ausschluss von Krebs.

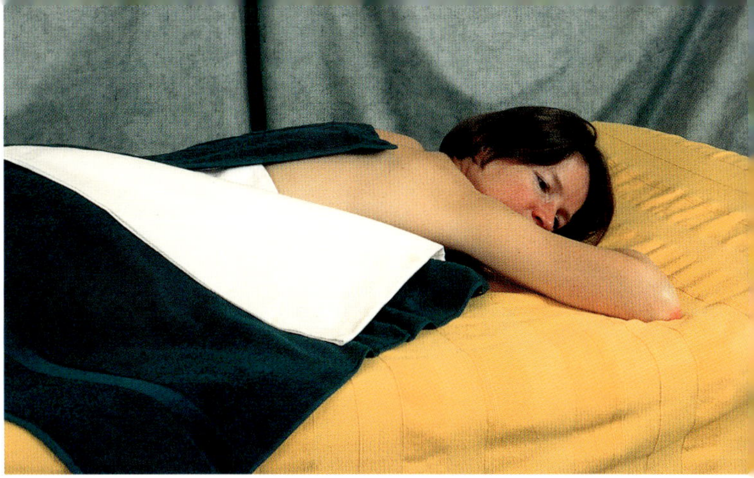

Lendenwickel bei Nierensteinen

Vorbeugung

- Reichlich Flüssigkeit trinken; falls Stoffwechselstörungen vorliegen, den Arzt aufsuchen.
- *Vorsicht!* Kein Vitamin C (Askorbinsäure!) als Nahrungszusatz einnehmen. Keinen Rhabarber essen, keinen Spinat.

Physikalische Therapie

- Warmes Bad
- Seilspringen, damit Stein tiefer rutscht
- Beim Wasserlassen Urin sieben, vielleicht geht der Stein ab
- Feuchte warme Lendenwickel

Phytotherapie

Harntreibende Tees: Birkenblätter, Brennnessel, Schachtelhalm, Goldrute, auch als Mischung zu gleichen Teilen.
Bei unerträglichen Schmerzen Arzt aufsuchen.

Ödeme

Ödeme sind Schwellungen der Gewebe.
Ursache: traumatische Ursache nach Operationen, bei Verletzung der Lymphbahnen, bei Erkrankung des Herzens und der Niere, bei Krampfadern, bei Entzündungen durch starke Wärme (Sonnenbrand) oder Kälte, bei Allergien, durch Medikamente, bei Schwangerschaft.

Physikalische Therapie

- Ursachen beseitigen bzw. durch Arzt behandeln lassen.
- Bei Verbrennungen, Sonnenbrand und allergischen Reaktionen kühlende, feuchte Verbände, Hochlagerung, Ruhe.
- Bei Krampfadern Hochlagerung, Arnicawickel, Eichenrindenwickel, wechselwarme Güsse.
- Allgemein: Kompressionsverbände mit elastischen Binden.

Hochlagerung u. feuchte Verbände helfen bei Ödemen.

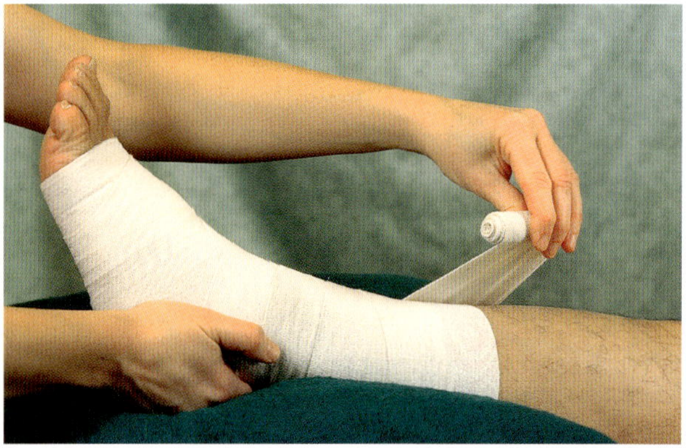

Phytotherapie

Harntreibende Tees: Brennnessel, Schwarztee, Schachtelhalm, Goldrute, auch Mischungen zu gleichen Teilen.

Homöopathisch

Bei Schwellung und Reizung Apis melifica D6.

Bei chronischen Ödemen

- Hochlagerung
- aktive Bewegungsübungen (Yoga, Qi Gong, Unterwassergymnastik)
- Lymphdrainage, lauwarme Güsse,
- Eichenrindenteilbäder auch Hamamelisteilbäder: 1 TL auf 1/2 l Wasser 5 bis 10 Minuten aufkochen und in kühles Teilbad (z. B. Waschbecken) geben.

Ohnmacht

siehe *Kreislaufkollaps*

Ohr, Mittelohrentzündung

Entzündung des Mittelohrs als Folge eines viralen oder bakteriellen Infekts aus dem Nasen-Rachenraum, verbunden mit starken Schmerzen. Im Zweifelsfall übt man Druck auf die »Ohrkappe« aus, bei starkem Schmerz ist eine Entzündung wahrscheinlich.
Symptome: Verminderung des Hörvermögens, Knistergeräusche, hohes Fieber über mehrere Tage,

bei heftigen nächtlichen Schmerzen besteht der Verdacht auf eitrige Mittelohrentzündung! Bei eitriger Mittelohrentzündung unbedingt Arzt aufsuchen, da Gefahr einer Hirnhautentzündung aber auch des Gehörverlustes besteht.

Lebensweise

- Zugluft meiden!
- Je nach Schwere des Krankheitsbildes, leichte Kost, reichlich Flüssigkeit, keine Süßigkeiten, kein Alkohol, keine scharf gewürzten Speisen.
- Evtl. fiebersenkende Maßnahmen, Bettruhe, allgemeine Infektbekämpfung.
- **Vorsicht: Keine Tropfen ins Ohr geben, wenn nicht absolute Sicherheit besteht, dass das Trommelfell intakt ist!**

Physikalische Therapie

- Warmer Zwiebelwickel oder Kartoffelwickel (z. B. bei Allergie oder sonstiger Ablehnung von Zwiebel) auf das Ohr.
- Zerdrückte lauwarme Pellkartoffel in einem Wollsocken hinters Ohr legen, oder lauwarmer Quark.

Phytotherapie

Königsöl aus Königskerzenblüten:

Eine Hand voll Königskerzenblüten mit 100 ml nativem Olivenöl übergießen, in eine Flasche füllen und 3 - 4 Wochen an die Sonne stellen. Die Flasche täglich gut schütteln. Nach Abseihen kann das Königsöl verwendet werden. Es eignet sich zur Behandlung von Ohrenschmerzen, Ekzemen oder Furunkel des Gehörganges sowie von Mittelohrentzündung.

Chronische Mittelohrentzündung

Fortbestehende Infektion des Mittelohrs mit geringer Schmerzhaftigkeit. Gefahr der Schwerhörigkeit! Übelriechende Absonderung aus dem Ohr.
Arzt aufsuchen! Steigerung der Immunabwehr!

Ohrgeräusche

siehe *Tinnitus*

Osteoporose

Die Osteoporose ist eine Erkrankung des Knochens mit Verringerung der Knochenmasse und Veränderung des Knochenaufbaus (der Knochenarchitektur). Nach Angaben der Weltgesundheitsorganisation gehört die Osteoporose zu den weltweit zehn häufigsten Erkrankungen.
Osteoporose bedeutet erhöhte Knochenbruchgefahr, besonders des Oberschenkelhalses und der Wirbelkörper. Der Knochenbruch aber führt zu starken Schmerzen, Abhängigkeit von anderen, Einschränkung des Lebensradius und der Lebensqualität. Deshalb ist Vorbeugung oberstes Ziel!
Ein erhöhtes Risiko haben: Junge Frauen mit Essstörungen und Ausbleiben der Regel, Frauen nach den Wechseljahren, besonders schlanke Frauen, ältere Männer, bettlägerige Menschen, Menschen mit langfristiger Kortisoneinnahme.
Das Risiko ist auch erhöht für Menschen mit von Osteoporose betroffenen Familienangehörigen, da die Vererbung eine Rolle spielt.

Lebensführung

Tägliche körperliche Ertüchtigung, mindestens 30 Min. Ausdauertraining. Alle Treppen zu Fuß laufen, nie einen Aufzug benutzen.
Genussmittel wie Nikotin, Alkohol wenn überhaupt, dann nur in Maßen.
Häufiger Aufenthalt an Tageslicht und frischer Luft, damit genug Vitamin D in der Haut gebildet werden kann.

Gesunde Ernährung

Durch die Ernährung sollte der knochengesunde Mensch 1200 mg Calcium zu sich nehmen. Dies sollte vorwiegend durch calciumreiches Mineralwasser erfolgen (auf die Deklaration achten) und durch Obst und Gemüse. Auch der Genuss von Hartkäse ist empfehlenswert, 100 g Parmesan decken z. B. fast den Tagesbedarf. Je härter der Käse, desto höher der Gehalt an Calcium. Menschen, die keine Kuhmilchprodukte vertragen, sollten sich nicht zum Genuss von Kuhmilchprodukten zwingen, es gibt sogar bessere Alternativen. Hochwertiger als Kuhmilch ist die Sojamilch, da das Calcium daraus vom Körper wesentlich besser aufgenommen werden kann.

Phytotherapie

Vorbeugend ab den Wechseljahren Traubensilberkerze (Cimicifuga) einnehmen.
Wenn die Osteoporose eingetreten ist, reicht alleine die gute Versorgung mit Calcium nicht aus. Zum angepassten Bewegungstraining kommen Medikamente hinzu, die der Arzt individuell verordnen muss.

Prämenstruelles Syndrom – PMS

Wiederkehrende Beschwerden in der zweiten Zyklushälfte vor der Menstruation mit Brustspannen, seelischer Labilität, Launenhaftigkeit, Heißhunger-Attacken, Wassereinlagerung ins Gewebe, Migräne, Magen-Darm-Störungen aufgrund eines hormonellen Ungleichgewichts.

Ernährung

- Kaliumreiche Kost wie Getreide, Kartoffeln, Obst, Nüsse.
- Magnesium- und calciumreiche Ernährung siehe *Menstruation, schmerzhafte Blutung, Dysmenorrhoe.*
- kein Kaffee, kein Nikotin, keine Süßigkeiten.
- Vitamin B6 aus grünem Gemüse, Soja, Kartoffeln, Hefe, Eigelb.

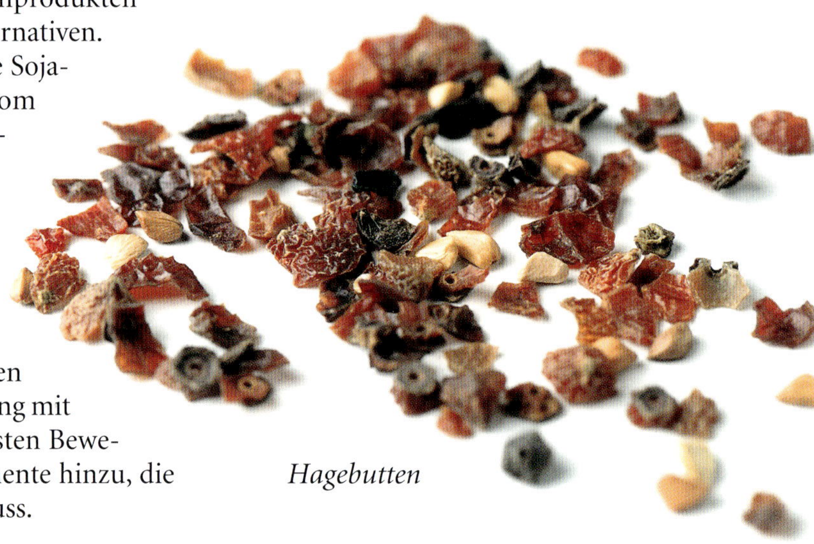

Hagebutten

- besonders in der zweiten Zyklushälfte Vitamin A (Beta-Carotin), gelbes und rotes Obst, Vitamin E, reine Pflanzenöle.
- täglich 2 TL Walnussöl (Alpha-Linolen-Säure).

Phytotherapie

- Nachtkerzensamenöl 2 x täglich 1 Kapsel über 3 Monate, dann eine Pause.
- Kuren mit Gelee Royal oder Blütenpollen 6 bis 8 Wochen.
- Hagebuttentee: 5 bis 10 Butten pro Tasse 2 Minuten kochen, abseihen, 3 bis 4 Tassen pro Tag. Oder:
- Mönchspfeffer als Arznei oder Tee aus Blättern. Oder:
- Frauenmanteltee: 1 EL in 1/4 l Wasser zum Sieden bringen, vom Feuer nehmen, 10 bis 15 Minuten ziehen lassen, abseihen, dreimal 1 Tasse täglich.

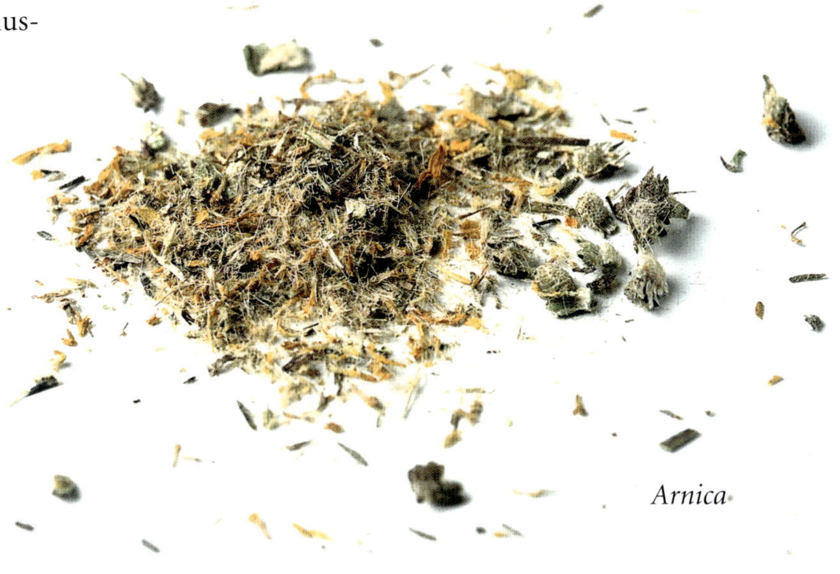

Arnica

Prellungen, Verstauchungen, Quetschungen

Prellung ist eine Schädigung des Weichteilgewebes durch äußere Gewalteinwirkung. **Verstauchung** ist eine Verletzung der Gelenkkapsel samt den dazugehörenden Bändern durch Überdrehung. **Quetschung** ist eine Verletzung des Weichteilgewebes durch Druck und Verschiebung, daher meist mit offener Wunde, die in schweren Fällen chirurgisch versorgt werden muss.

Prellung

Physikalische Therapie

- Das betroffene Glied ruhig stellen.
- Eine Mischung aus Quark und fein gehackten Bananenschalen auf die betroffene Stelle legen. Oder:
- Wirsingblätter mit einer Flasche quetschen, sodass Saft austritt, auf die betroffene Stelle legen.
- Oder: Eispackungen.
- *Arnicaumschlag:* 1 EL Arnicatinktur in 1/2 l Wasser geben, Baumwolltuch tränken, schmerzendes Gelenk in das Tuch einschlagen.

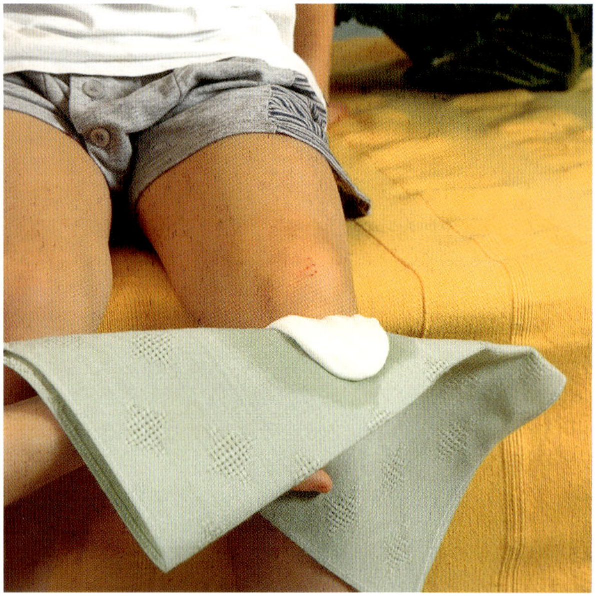

Auflage eines Quarkwickels

- *Arnicatinktur* zur Eigenherstellung: Getrocknete Arnicablüten im Verhältnis 1:10 mit 70%igem Alkohol übergießen. Nach 14 Tagen abpressen, Flüssigkeit nach weiteren 10 Tagen abfiltrieren.
- *Arnicaspiritus* zur Eigenherstellung: Frische Arnicablüten mit der gleichen Gewichtsmenge 30%igem Alkohol übergießen, 14 Tage ruhen lassen, den Ansatz danach 2 x durch ein Leinentuch gießen, die Blüten dabei kräftig auspressen, den Arnicaspiritus nochmals abseihen, in dunklen Flaschen aufheben. 1 TL für 1/4 l Wasser innerlich (Magenbeschwerden, Schwächeanfälle) und äußerlich (Umschläge bei Verrenkung, Verstauchung, Einreibungen bei Gicht, Hexenschuss) verwendbar.

Homöopathie
Arnica Globuli D4, stündlich 3 Globuli, oder 5 Globuli in 1 Tasse Wasser verrühren, stündlich 1 TL lange im Mund behalten.

Verstauchung

Vorbeugung
Grundsätzlich auf gesundes Schuhwerk und entsprechende Socken achten!

Physikalische Therapie
- Betroffenes Glied ruhig stellen und hoch lagern.
- Eispackungen (nicht zu lange anwenden!).
- Auflagen wie bei Prellung (Quark und gehackte Bananenschale oder Kohlblätter). Oder:
- Auflage einer Mischung von Essig und Heilerde. Oder:
- 5 bis 6 Blätter Packpapier in einem Topf mit Salbeiessig bei geringer Hitze dämpfen bis das Papier weich ist. Auf die betroffene Stelle legen (Achtung: nicht zu heiß!!), mit Folie bedecken und mit einer elastischen Binde fixieren. Bis zu 4 Stunden aufgelegt lassen.

Quetschung

Physikalische Therapie
- Je nach Wunde Arzt aufsuchen! Wichtig wegen möglichem Wundstarrkrampf! Es sei denn, es liegt ein noch aktiver Impfschutz vor!
- Wunde mit klarem Wasser säubern.

- Auflagen mit Arnicatinktur und oder Kochsalzlösung.
- Abschwellende Maßnahmen.

Arnicaumschlag: siehe *Prellung*
Homöopathische Arnica: siehe *Prellung*

Prostatavergrößerung (Vorstehervergrößerung)

Tritt in zunehmendem Alter bei etwa 80 % der Männer auf, löst nicht immer Krankheitserscheinungen aus. Da die Prostata ringförmig die Harnröhre umschließt, kommt es durch eine Vergrößerung zu einem dünner werdenden Harnstrahl und zu schwer beherrschbarem Harndrang, zu nächtlichem Harndrang, Nachträufeln und zur Restharnbildung, das heißt zum Verbleiben von Urin in der Harnblase nach Entleerung, damit Gefahr einer Entzündung. Da jedoch hinter einer Vergrößerung eine bösartige Entartung stehen könnte, ist es dringend geboten, vor einer Selbstmedikation eine ärztliche Untersuchung durchführen zu lassen.

Lebensführung
Lauwarme Getränke, viel trinken, auf geregelten Stuhlgang achten, nicht scharf würzen, Alkohol meiden, Avocado essen.

Vorbeugung
- Kürbiskerne 1 bis 2 EL täglich.
- Blütenpollen (Schwedenpollen) 1 bis 2 EL täglich mit gesäuerten Lebensmitteln einnehmen, z. B. Joghurt, Sauerteigbrot, Sauerteig.

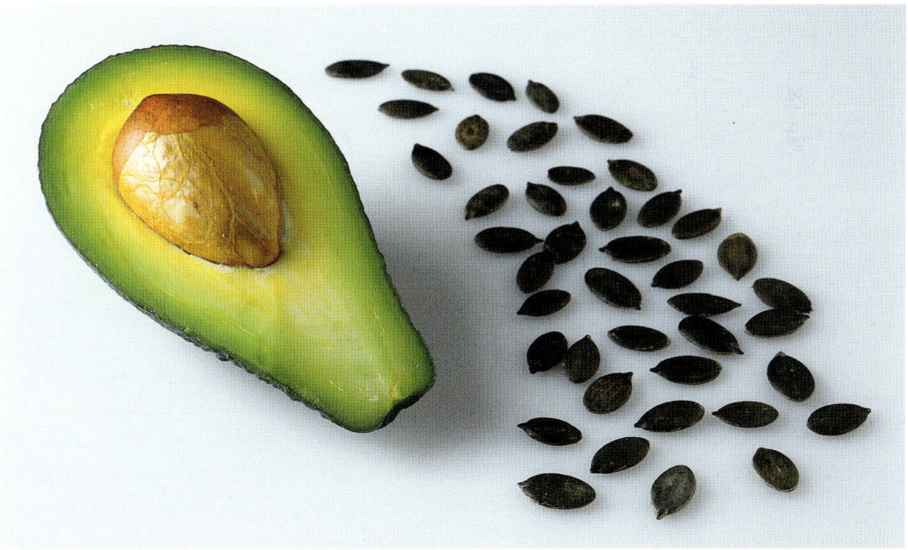

Avocado und Kürbiskerne tragen zum Wohlbefinden bei.

- Propolis: entweder Zäpfchen oder Urtinktur morgens 10 Tropfen auf ein Glas Wasser oder ein Stück Brot.

Physikalische Therapie

- Sitzbäder mit Eichenrinde, Rosskastanienextrakt, Schwarztee/Kamillentee.
- lauwarme Fußbäder.
- lauwarme Quarkpackung auf den Unterbauch auflegen, entfernen, wenn die Packung auskühlt.
- Einläufe mit lauwarmer Buttermilch.
- Sitzbäder

Phytotherapie

Kräutertee:

Weidenröschen	40 g
Brennnesselwurzel	30 g
Goldrutenkraut	20 g
Schlüsselblumenblüten	20 g

3-mal täglich 1 TL dieser Mischung in einer Tasse mit kochend heißem Wasser anbrühen, 5 Minuten ziehen lassen, abfiltrieren und ungesüßt oder mit Honig gesüßt nach den Mahlzeiten schluckweise trinken.

Frischpflanzentropfen:

Zwergpalmentinktur	20 ml
Populustinktur	10 ml
Goldrutentinktur	10 ml
Echinaceatinktur	10 ml

3-mal täglich 15-25 Tropfen in wenig Wasser verdünnt vor dem Essen einnehmen. Es ist von Vorteil, wenn zu diesen Tropfen eine Weizenkeimölkapsel oder 1 TL Weizenkeimöl (Vitamin E-Keimdrüsenvitamin) eingenommen wird.

Prostatitis

Vor allem bakterielle Entzündung der Prostata, meist durch infizierten Urin verursacht, Begleiterscheinung bei Blasenentzündung. Beschwerden beim Stuhlgang und beim Geschlechtsverkehr sowie beim Wasserlassen siehe *Blasenentzündung*.

Zur Vorbeugung: Tägl. 1-2 EL Blütenpollen am besten mit gesäuerten Lebensmitteln (in Joghurt, auf Sauerteigbrot, in Sauerkraut) einnehmen.

Hausmittel

Propoliskur entweder als Zäpfchen oder Urtinktur: 10 Tropfen auf ein Glas Wasser oder auf Brot getropft morgens einnehmen, 4 Wochen lang, kann bis zu viermal im Jahr wiederholt werden.

- Kürbiskerne (auch bei Reizblase) 1-2 EL täglich.

Psoriasis

siehe *Schuppenflechte*

Quetschungen

siehe *Prellungen*

Reisekrankheit

Übelkeit und Schwindel, ausgelöst durch Fortbewegung mit einem Verkehrsmittel. Möglichst einen festen Punkt außerhalb des Fahrzeuges fixieren (Horizont, Straße).

Akupressur

Den Punkt an der Unterschenkelaußenseite, eine Handbreit unterhalb des Kniegelenkes in einer Vertiefung, eine Minute massieren. Abbildung siehe *Schwangerschaft, Sodbrennen.*

Rheumatismus

Oberbegriff für schmerzhafte und funktionsbeeinträchtigende Erkrankungen des Bewegungsapparates. **Arzt aufsuchen und Ursache abklären lassen!**

Lebensweise

- Einschränkung beim Essen von tierischen Eiweißen, Süßigkeiten, Alkohol, Nikotin
- Zugluft meiden
- Bewegung an frischer Luft, Schwimmen. Jedoch Bewegung entsprechend der eigenen Möglichkeiten, nicht übertreiben!
- Naturfasern als Kleidung tragen
- Entspannungsübungen
- Fastenkur zur Reinigung
- Sauna

Physikalische Therapie

- Feuchte Wärme, Güsse, Waschungen, Wechselbäder.
- Einreibung mit Franzbranntwein, Essigsaure Tonerde, Fichtennadelbäder.
- Kohlblätter mit Flasche pressen und auf schmerzendes Glied legen.
- 1 EL pulverisierten Bockshornkleesamen mit heißem Wasser anrühren. Messerrückendick auf Lappen auftragen und lauwarm auf entzündetes Glied auflegen. *Vorsicht!* Allergische Reaktion möglich.

Phytotherapie

- Teufelskralle, Brennnessel als Tee je ein TL mit einer Tasse kochendem Wasser überbrühen, 5 Minuten ziehen lassen, abseihen, 2-mal täglich trinken.
- Frischpflanzensäfte zu gleichen Teilen von Löwenzahn, Brennnessel, Bärlauch gut vermischen, täglich 3-mal ein EL davon einnehmen (Kur nicht länger als 4 bis 6 Wochen).
- Birkenblättertee: 2 TL in 1/4 Liter kochendes Wasser geben, 5 Minuten ziehen lassen. 3-mal täglich trinken.
- Weidenrinde und Blüte: 1 TL auf eine Tasse kochendes Wasser, 5 Minuten ziehen lassen, 3-mal täglich.
- *Teemischung:*
  je 10 g von
  Schachtelhalm
  Vogelknöterich
  Quecke
  Hohlzahn
  Heidekraut
  1 TL pro Tasse kochendes Wasser 15 Minuten ziehen lassen. 3-mal eine Tasse täglich.

Abbildung auf der nächsten Seite:
Baden in Thermalwasser hilft bei rheumatischen Erkrankungen.

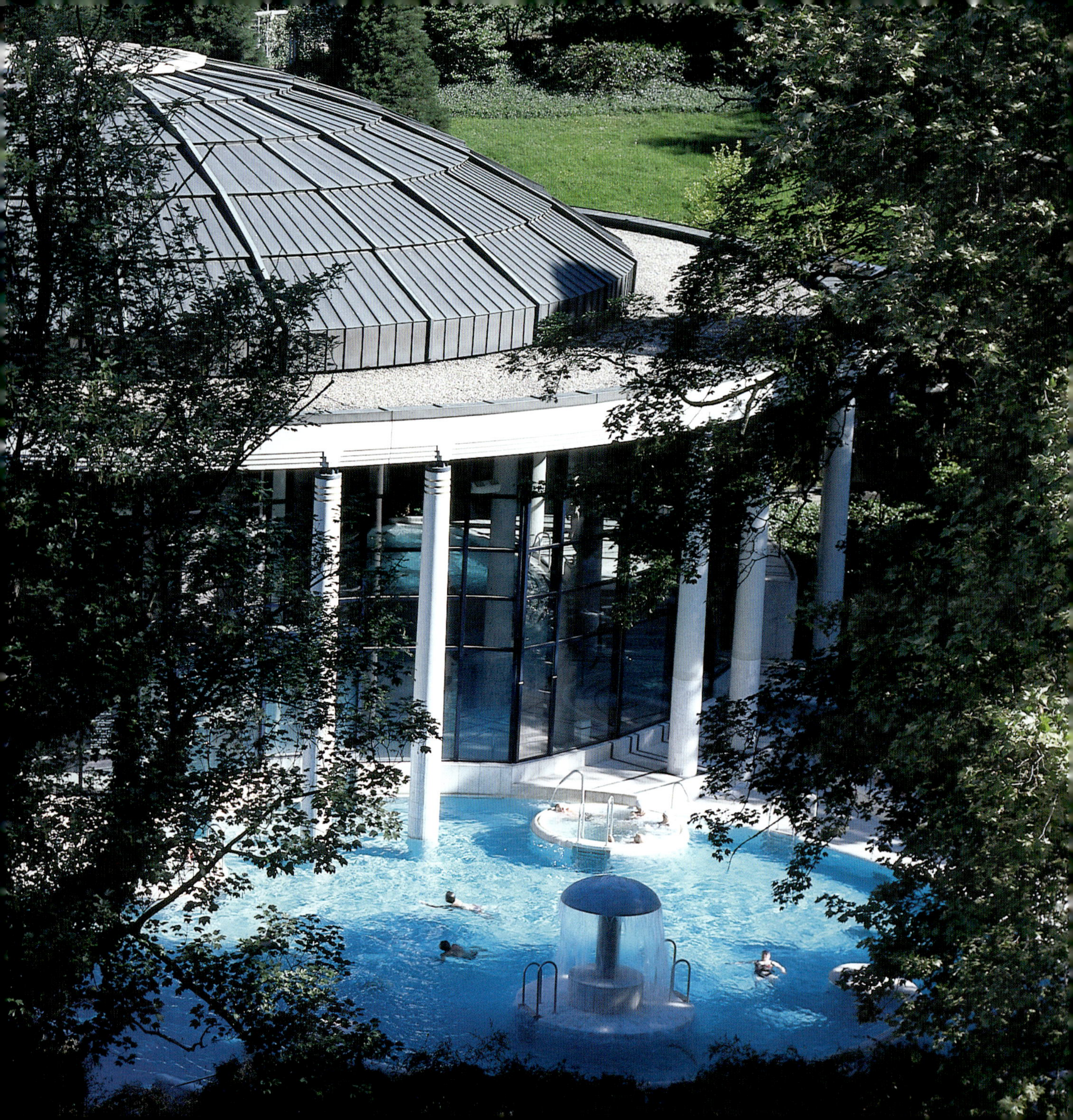

Rippenfellentzündung

Atemabhängige Schmerzen im Bereich des Brustkorbs mit schwer beeinflussbaren Hustenattacken, Fieber und erschwerter Atmung. *Vorsicht!* Arzt aufsuchen zur Abklärung der Ursache.

Soforthilfe bis zum Arztbesuch
Lauwarme feuchte Brustwickel (siehe *Vorwort*).

Lebensweise

- Mäßige Bewegung an frischer Luft.
- Warme Kleidung (Naturfasern!)
- Ausreichende Flüssigkeitszufuhr.

Hausmittel
Haut mit frischer Brennnessel peitschen.

Rückenprobleme

siehe *Ischias, Hexenschuss*

Scheidenentzündung

Jucken, Brennen der Schamlippen, meist verbunden mit gelbem, grünem, blutigem Ausfluss aus der Scheide.

Ursache
Stress, Schlafmangel, andere Erkrankungen, schlechte Ernährung, Ovulationshemmer »Pille«, Antibiotika-Therapie (zerstört die Schutzscheidenflora = Milchsäurebakterien), Diabetes mellitus oder Vorstufe davon, Aufquellen der Haut durch Baden, falsche Hygiene beim Stuhlgang, Probleme bei der Monatshygiene z. B. Tampon-Unverträglichkeit, Verwendung von Intimsprays, Seifen zur Intimhygiene, zu enge Kleidung, Allergie auf Waschpulver und Weichspüler, Binden.

Lebensführung
Ernährungsumstellung, reizarme Vollwertkost, Verzicht auf Alkohol und Nikotin, kein weißes Mehl, kein raffinierter Zucker, kein fettes Fleisch, viel Obst und Gemüse (fünfmal täglich »rot und gelb und grün«). Reichlich trinken fördert die Ausscheidung von Giftstoffen.
Stressreduktion, Entspannungstechniken (z. B. Yoga, autogenes Training, Qi Gong, Meditation), für ausreichend Schlaf sorgen, Verzicht auf entbehrliche Antibiotika, mit Arzt sprechen, Wechsel der »Pille« (mit Arzt absprechen),
beim Stuhlgang After von vorn nach hinten abwischen!, noch besser abwaschen bzw. abbrausen, kein täglicher Gebrauch von Slipeinlagen, Verzicht auf Intimspray, die Scheide reinigt sich von selbst!
Unterwäsche aus Naturstoffen, waschbar mit mindestens 60 Grad Wassertemperatur, keine zu enge Kleidung im Bereich des Unterleibs, beim Waschen auf Waschlappen verzichten, saubere Hand verwenden, nur Wasser oder pH-neutrale Waschlotion verwenden, Waschpulver und Weichspüler wechseln bzw. weglassen.
Durch den Arzt Geschlechtskrankheit ausschließen lassen, desgleichen eine chronische Prostatitis beim Partner, ebenfalls Diabetes ausschließen lassen.

Scheidenentzündung durch Bakterien und Parasiten

Symptome

- Gelber, grüner Ausfluss, stinkend, Fischgeruch.
- Häufiges Wasser lassen und brennen.
- Unterbauchschmerzen, manchmal Juckreiz.
- *Vorsicht!* Gefahr einer aufsteigenden Infektion der Gebärmutter und der Eileiter mit möglicher Folge der späteren Kinderlosigkeit.

Physikalische Therapie

Sitzbäder, Spülungen, andere Lokaltherapie:

- Sitzbad mit Zinnkraut oder Eichenrinde.
- Spülung mit Zitronen- oder Essigwasser (Essig ohne Farbstoff und Konservierungsmittel).
- Sitzbäder mit Kanadischer Gelbwurzel, dazu 10 Tropfen der Urtinktur in handwarmes Wasser geben.
- Sitzbad mit Joghurtzusatz (nicht in der Schwangerschaft, hier lieber Milchsäurezäpfchen aus der Apotheke verwenden).

Phytotherapie

- Kanadische Gelbwurzel (Hydrastis Canadensis) als Tee trinken, 2 bis 3 Tassen pro Tag
- oder als Urtinktur 30 Tropfen in ein Glas Wasser, in drei Portionen über den Tag verteilt trinken.

Hausmittel

- Vaginalspülung mit gleichen Teilen Urtinktur von Hydrastis, Urtinktur von Ringelblume, vermischt mit der dreifachen Menge Kalium bichromicum auf 60 ml gebracht (in der Apotheke richten lassen), 1 TL auf 1 l Wasser, zwei bis drei Spülungen pro Tag.
- Vaginalzäpfchen: je 1 Tropfen Zitronenöl, Thujaöl, Salbeiöl, je 0,3 g Urtinktur von Calendula, Hydrastis, Beinwell, 0,04 g Vitamin E, grüne Tonerde 0,075 g, so viel Bindemittel wie nötig, um Vaginalzäpfchen von 3 Gramm herzustellen, ergibt 18 Zäpfchen.
  Je eines vor dem Schlafengehen tief in die Scheide einführen.
- Knoblauchzehen ganz, geschält abends in die Scheide einführen.
- Melalenca alternifolia, ätherisches Öl auf den juckenden Schamlippen und dem Scheideneingang verdünnt auftragen (2-3 Tropfen in 1 EL Mandel- oder Olivenöl geben).

Scheidenentzündung durch Pilzinfektion

Bröckliger, weißer Ausfluss, kaum Geruch, brennendes Jucken am Scheideneingang.

Vorbeugung

- Stuhlganghygiene *siehe oben*
- keine Waschlappen
- keine Feuchttücher
- seifenfreie Waschmittel
- milchsaure Waschlotionen
- keine Intimsprays
- Unterwäsche aus Naturfasern
- keine enge Kleidung im Bereich des Unterleibs
- nach dem Baden sofort nassen Badeanzug wechseln

Physikalische Therapie

Sitzbäder, Spülungen:

- Sitzbäder, dreimal täglich in Lavendelaufguss
- Spülung mit Calendulaaufguss oder verdünntem Teebaumöl
- ätherische Öle verdünnen in Mandel- oder Olivenöl und damit einreiben, auch als Spülungen in handwarmem Wasser verwendbar:
  Bergbohnenkrautöl
  Teebaumöl
  Lavendelöl
  Rosenholzöl

Hausmittel

- Vaginalzäpfchen: 20 Tropfen Ringelblumenöl, 20 Tropfen Teebaumöl mit Kakaobutter zu 10 Zäpfchen à 3 g zubereiten, abends einführen.
- Knoblauch schälen, ganze Zehen zweimal täglich einführen oder in Mull wickeln, in Öl eintauchen und einführen.

Herpes im Genitalbereich

Äußerst schmerzhafte, manchmal fieberhafte Erkrankung, meist durch das Herpes simplex Virus Typ 2 verursacht, Übertragung meist beim Geschlechtsverkehr, sehr ansteckend! Rötung, Bläschenbildung im Intimbereich. Nach dem Platzen der Bläschen entstehen kleine schmerzhafte Geschwüre, die innerhalb von Tagen abheilen (ähnlich wie beim Lippenherpes). Die Lymphknoten der Leistenbeuge sind meist geschwollen. Bei der Erstinfektion ist der Intimbereich beidseitig betroffen, das Virus verbleibt dann lebenslang im Körper und führt in der Folgezeit nach Stress oder Immunschwäche zum Ausbruch eines nun einseitigen Genitalherpes.

Symptome: Schwellung der Leistenlymphknoten, brennen, starker Schmerz an Schamlippen und Scheide, Ausschlag mit eitrigen Bläschen, die wie bei Windpocken aufplatzen.
Auslöser: Stress, Immunschwäche (siehe *Immunschwäche*), begünstigender Faktor ist ein häufiger Partnerwechsel.

Phytotherapie

- *Echinacea augustifolia:* Sud: 30 g Wurzelstücke in 1/2 l Wasser köcheln bis 1/4 l Wasser zurückbleibt, abseihen, drei- bis sechsmal am Tag 1 EL einnehmen. Oder:
- 3 bis 5 Tropfen Urtinktur, anfangs alle 2 Stunden mit wenig Wasser einnehmen, dann viermal pro Tag.
- Salbe: 10 % Aufguss der kleinen Brennnessel und der Ringelblume mit einer Salbengrundlage vermischt. Oder:
- 30 g große Klettenwurzel in 1 l Wasser kochen, mit Kompressen auflegen.

Hausmittel

- Vaginalzäpfchen mit dem ätherischen Öl von Eukalyptus raviata und Melalenca quinquenervia, 10 % herstellen lassen (Apotheke).
- Kein Geschlechtsverkehr während der Behandlung.
- Keine innerliche Behandlung während der Menstruation.

Chlamydien

Befallen bei Frauen den Gebärmutterhals, bei Männern die Harnröhre. Das verursacht eine oft viele Jahre bestehende Entzündung die zumeist keinerlei Beschwerden verursacht und deshalb oft nur zufällig durch einen Spezialabstrich entdeckt wird. Betroffen sind häufig junge, sexuell aktive Menschen zwischen 15 und 25 Jahren.
Vorsicht! Bei aufsteigender Entzündung ist häufig Sterilität die Folge. Bei einer Verbreitung der Chlamydien über die Blutbahn kann eine Herzbeutelentzündung entstehen.

Phytotherapie

Ätherisches Öl von 2 g Thymian mit 4 g Thujaöl in eine alkoholischen Lösung (20 ml) bringen. 5 bis 10 Tropfen nach jeder Mahlzeit einnehmen.

Hausmittel

- Vaginalzäpfchen: 1 Tropfen Thymianöl auf 1 Vaginalzäpfchen von 3 g geben, jeden Abend während 3 Zyklen anwenden.
- *Vorsicht!* Keine Therapie während der Monatsblutung. Kontrollabstrich machen lassen.

Kondylome (Feigwarzen)

Ursache

- Warzen-Viren, Übertragung durch Geschlechtsverkehr, aber auch bei Geburt.
- *Vorsicht!* Je nach Virustyp Entstehung von Gebärmutterhalskrebs möglich. Arzt aufsuchen.

Phytotherapie

- Thuja-Urtinktur zweimal täglich äußerlich anwenden, gleichzeitig zweimal täglich Urtinktur in etwas Wasser einnehmen. Oder:
- Melalenca quinquenervia-Öl 3 bis 4 Tropfen auf 1 Vaginalzäpfchen von 3 g täglich, auch während der Menses, abends einführen. Oder:
- Niaouli-Öl und das Öl von Artemisia arborescens zu gleichen Teilen mischen und zu 10 % in Haselnussöl verdünnen, dreimal täglich auftragen.

Schlafstörung

Man unterscheidet die Einschlafstörung von der Durchschlafstörung, beides kann auch kombiniert auftreten.

Ursache

Unregelmäßiger Lebensrhythmus, Schichtarbeit, Stress, psychische und körperliche Belastungen jeder Art, Depression, spätes üppiges Essen, kalte Füße, Einnahme bestimmter Medikamente, übermäßiger oder tageszeitlich zu später Genuss von Kaffee und Schwarztee usw.

Lebensweise/Einschlafhilfen

- Geregelter Lebensrhythmus, regelmäßiges Zubettgehen
- Bananen, Äpfel, Tomaten essen
- Melissen oder Lavendelbad
- 1 Tasse warme Milch trinken

- kaltes Arm- oder Fußbad
- abends keinen Alkohol trinken, keinen Weißwein, keine übermäßig stark Vitamin-C-haltigen Getränke
- Zurückhaltung beim abendlichen Fernsehen; keine übermäßigen Reize unterschiedlicher Art
- ausreichende Bewegung
- Verzicht auf Mittagsschlaf
- abendliches »Schlafritual« (z. B. immer gleiche Musik, gleiches Buch, gleicher Schlaftee, der gleiche Spaziergang, das gleiche Abendgebet = Gott für den Tag danken) einführen

Therapeutische Maßnahmen sollten 1/2 - 1 Stunde vor dem Zubettgehen erfolgen.

Ernährung

- Am Abend nur leicht verdauliche kleine Mahlzeiten zu sich nehmen, vor 19.00 Uhr bzw. 4 Stunden vor dem Zubettgehen.
- Gewichtsreduktion bei Übergewicht.

Physikalische Therapie

- Nach Pfarrer Kneipp eine nasse Socke auf den linken Fuß anziehen (trockene Socke darüber, evtl. Handtuch, damit das Bett nicht nass wird.) Siehe Seite 97: *Strümpfe nach Kneipp*
- Salbeikompressen nach der hl. Hildegard: frische oder getrocknete Salbeiblätter in etwas heißen Wein einlegen und dann als Kompressen auf Herz und Hals legen.
- Senffußbad siehe *Bluthochdruck* 1/2 Stunde vor dem Schlafengehen.
- Wenn möglich Sauna benutzen.

Phytotherapie

- *Schlaftee:*

Kamille	20 g
Hopfenzapfen	20 g
Lavendel	20 g
Melissenblätter	20 g
Baldrian	10 g

  1 TL in 1 Tasse kochendem Wasser aufgießen, 1 bis 2 Tassen abends bei akutem Bedarf trinken.
- Safran: 1 Faden in Kräuter- oder Früchtetee hineinlegen, heiß oder warm trinken.

Hausmittel

- Hopfenkissen: Fruchtzapfen in einen Leinenbeutel füllen und in den Kopfkissenbezug legen. Wegen des Geruches etwas Lavendelblüten zufügen.
- Schlafkissen: Baumwollkisselchen zu gleichen Teilen mit Lavendelblüten, Hopfen und Melisse füllen.
- Vor dem Einschlafen auf das Kopfkissen legen.

Homöopathie

Avena sativa D2: Bei nervöser Erschöpfung abends 15 - 20 Tropfen 1/2 Std. vor dem Schlafengehen.
Chamomilla D4: nervöse Schlaflosigkeit bei nervöser Überempfindlichkeit und ärgerlicher Gereiztheit.
Coffea D6: Schlaflosigkeit wegen lebhafter Erregung, die Gedanken fließen, schneller Pulsschlag, heißer Kopf, überempfindlich gegen Schmerzen.
Passiflora Urtinktur: vegetative Nervosität, 5 - 20 Tropfen 1 Std. vor dem Einschlafen.

Schlaganfall

Plötzliches Auftreten einer Lähmung an einer Körperstelle.

Ursache: Durchblutungsstörung im Gehirn.
Vorboten: Kopfschmerzen, vorübergehende Lähmungserscheinungen, Augenflimmern.
Anfangszeichen: heftige Kopfschmerzen, Bewusstseinstrübung, Halbseitenlähmung, unwillkürlicher Harn- und Stuhlabgang.
Vorsicht! Sofort Notarzt rufen! Patient in stabile Seitenlage bringen. Atemwege freihalten. Nichts zu trinken geben. Beengende Bekleidung öffnen. Ruhe bewahren.

Bei einem Schlaganfall den Patienten sofort in stabile Seitenlage bringen.

Schlangenbiss

Das Gift der in Mittel- und Südeuropa heimischen Schlangen wirkt in aller Regel nicht tödlich. Der Biss ist jedoch mit großen Schmerzen verbunden. Außerdem besteht durch mögliche allergische Reaktionen Lebensgefahr. Ärztliche Soforthilfe!

Sofortmaßnahmen

- Aussaugen der Bisswunde (Das Gift wirkt nur, wenn es in die Blutbahn gelangt, darum darf der Saugende keine Wunden im Bereich des Mundes haben z. B. Zahnfleischbluten.)
- Wunde mit Taschenmesser oder Ähnlichem öffnen und zum möglichst starken Bluten bringen.
- Gebissenes Glied so nah wie möglich zum Herzen hin abbinden.
- So schnell wie möglich zum Arzt!

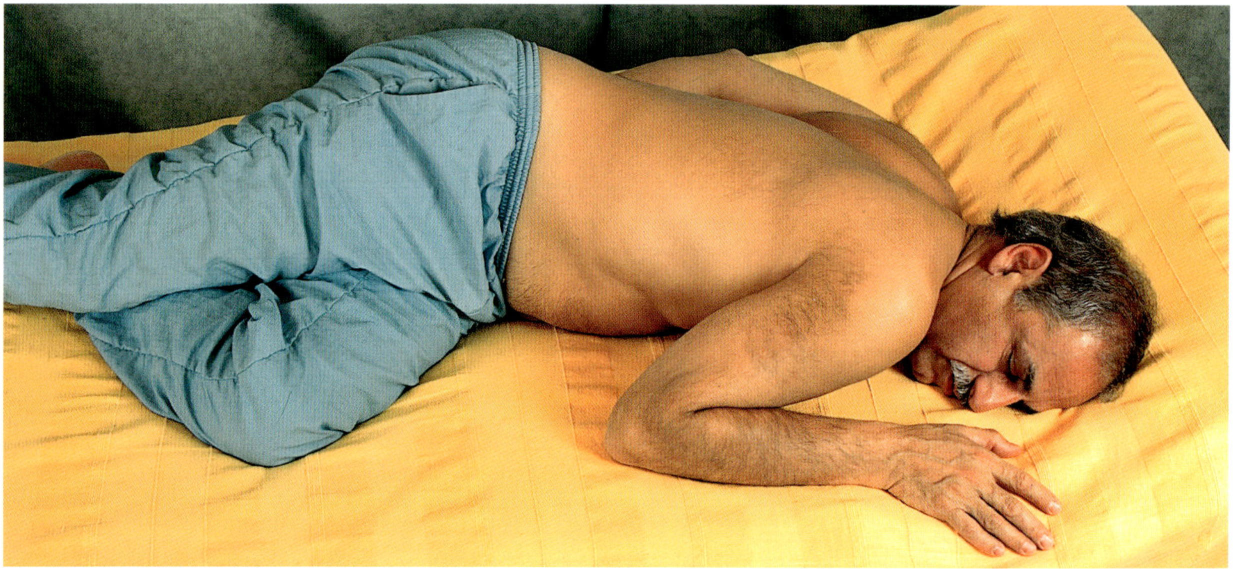

Schleimbeutelentzündung

Akute oder chronische Entzündung eines Schleimbeutels, meistens an Ellbogen oder Knie.

Ursache

Häufig nach Entzündung des umgebenden Gewebes, z. B. nach Verletzung, aber auch nach Stoß oder Abnützungserscheinungen des Gelenks, Überanstrengung.

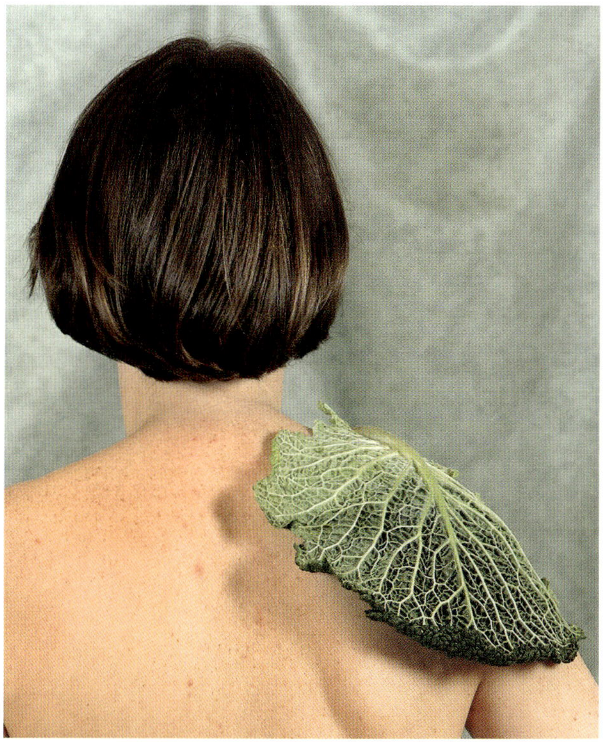

Auflage von Wirsing

Physikalische Therapie

Kühlen mit Eis, kaltem Quarkwickel oder Kohlwickel, Auflage von kühler Tonerde siehe *Arthritis*.

Phytotherapie

- Arnica D6: 5 Tropfen auf ein Glas Wasser, stündlich bis zur Besserung.
- Beinwellwurzel und -blätter oder ein Brei aus Beinwellwurzeln auflegen.
  Oder:
- Aus Beinwellblättern und -wurzeln einen Absud herstellen: 30 g getrocknete oder 60 g frische – halb Wurzel, halb Blätter – mit 750 ml Wasser kalt aufstellen, zum Kochen bringen und auf 2/3 der Menge einkochen lassen. Nach dem Abkühlen Kompresse damit tränken und 1 bis 2 Stunden, am besten über Nacht, auflegen.
- Aufgussöl: 250 g getrocknete oder 750 g frische Beinwellwurzeln und Blätter mit 500 ml Sonnenblumenöl in eine Glasschüssel geben und im Wasserbad 3 Stunden simmern lassen. Durch ein geeignetes Tuch (z. B. Windel oder Mulltuch) abseihen und nach dem Erkalten in eine geeignete dunkle Flasche füllen. Betroffene Stellen damit dreimal täglich einreiben.
- Desgleichen Ringelblumenöl aus Blütenblättern und Blättern herstellen: in Glas füllen, mit Öl auffüllen und 2 bis 3 Wochen an einem sonnigen Platz stehen lassen, abseihen, ausdrücken und die betroffenen Stellen dreimal täglich damit einreiben. Mit dem gleichen Öl nochmals Calendula ansetzen (konzentrierter). Gut luftdicht und verschlossen lagern. Mit Datum und Namen etikettieren.

Schluckauf

Rhythmische Kontraktion des Zwerchfells.
Ursache: Meist kurzfristig und vorübergehend. Bei länger andauerndem Schluckauf, organische Ursache vom Arzt abklären lassen.

Physikalische Therapie
Schock, Konzentration auf bestimmte Sache, dreimal schlucken ohne zu atmen, kaltes kohlensäurehaltiges Wasser trinken.

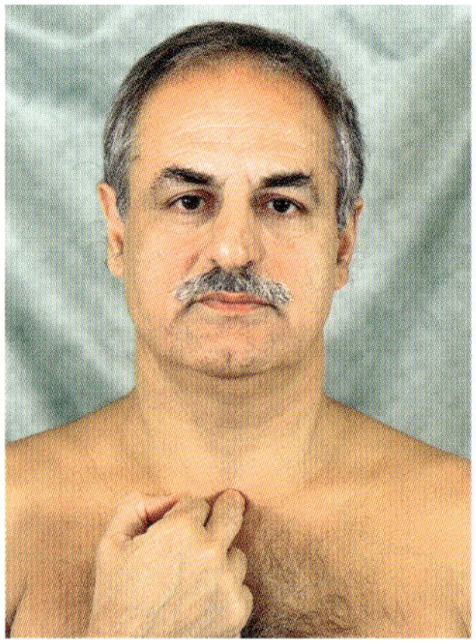

Akupressurpunkt bei Schluckauf und Husten

Akupressur
Grübchen am Brustansatz des Halses (»wo der Anhänger der Halskette liegt«) massieren.

Schnupfen

siehe *Erkältungskrankheiten*

Schuppenflechte, Psoriasis

Wahrscheinlich vererbte Hautkrankheit, bei der die Haut scharf abgegrenzt gerötet und mit weißlich grauen Schuppen bedeckt ist. Betroffen sind sowohl behaarte wie unbehaarte Bereiche der Haut, verläuft in Schüben, ist nicht ansteckend und in der Regel nicht juckend.
Auslöser: Ernährungsallergien, Schock und Stress

Lebensweise
Ernährung umstellen, fettes und rotes Fleisch vermeiden (Geflügel und manche Fischarten erlaubt), keine Süßigkeiten, kein Alkohol, keine scharfen Gewürze, Stress vermeiden.

Physikalische Therapie
In der symptomfreien Zeit Sonnenbäder, Ganzkörperbäder mit Meersalz (Totes Meer).

Phytotherapie
Heiltee: zu gleichen Teilen mischen:
Sarsarparille-Wurzel, Faulbaumrinde, Erdbeerblätter

Zutaten für den Heiltee bei Schuppenflechte

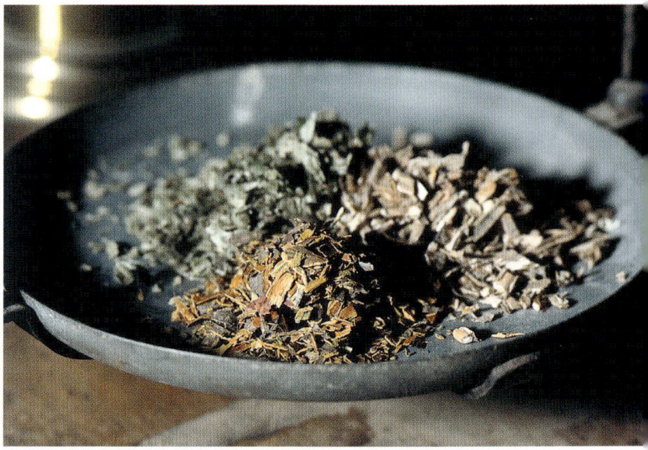

2 TL der Mischung auf 1 Tasse kochendes Wasser geben und 10 Minuten ziehen lassen. Eine Woche lang zweimal täglich 1 Tasse.

Hausmittel

Im akuten Fall Behandlung der Entzündung mit einer Auflage aus fettem Quark, geriebener Gurkenschale, Weizenkleie, je 1 EL miteinander vermischen, mehrfach täglich messerrückendick auf die befallene Stelle auftragen.

Schwangerschaft

Vorsicht! Viele Pflanzentherapeutika dürfen in der Schwangerschaft ohne Rücksprache mit dem behandelnden Arzt *nicht* eingenommen werden. Dies gilt vor allem für die ersten drei Monate der Schwangerschaft. Im Übrigen gilt: Die Schwangerschaft als solche ist keine Krankheit!!!

Schwangerschaftserbrechen

tritt meist nur in den ersten drei Monaten auf. Die hormonelle Umstellung spielt eine Rolle, besonders heftige Übelkeit tritt deshalb bei Mehrlingsschwangerschaften auf. Häufig bei ambivalenter Einstellung zur Schwangerschaft (einerseits Wunsch nach einem Kind, andererseits Bedauern über die Aufgabe der Selbstständigkeit und Unabhängigkeit).

Ernährung

Häufige kleine fett- und eiweißarme Mahlzeiten, dabei warme, leichte Gerichte bevorzugen, z. B. Hühnerbrühe. Vor dem Aufstehen eine Kleinigkeit, z. B. eine Scheibe Zwieback oder einen Apfel essen. Gut kauen. Nüsse und ungeschwefeltes Trockenobst für Zwischendurch, Fertiggerichte meiden, statt dessen je nach Verträglichkeit rohe oder gegarte Frischkost.

Phytotherapie

- Ingwerpulver von der Wurzel, täglich bis zu 1 Gramm als Tee aufbrühen und trinken oder in Kapsel einnehmen.
- Bei krampfartigen Beschwerden Kräutertee: zu gleichen Teilen: Kamille, Pfefferminze, Melisse von der Mischung 1 TL mit einer Tasse kochendem Wasser anbrühen, 5 bis 10 Minuten ziehen lassen. Bei Bedarf mehrfach täglich trinken.

Homöopathie

- Sepia D6: Übelkeit durch Küchengerüche, deprimiert, Abneigung gegen Fleisch und Milch.
- Nux Vomica D4: Widerwille gegen Speisen, übler Mundgeschmack, schlimmer am Morgen.
- Ipecacuaha D6: beständige Übelkeit bei reiner Zunge, Erbrechen bessert die Beschwerden nicht, bei leerem Magen Würgen, vermehrter Speichelfluss, Verschlimmerung abends, Erschöpfung, Reizbarkeit.
- Tabacum D6: Sterbenselend, Erbrechen bessert, Bedürfnis, wieder zu essen, Übelkeit mit kaltem Schweiß.
- Cocculus D4: schon beim Gedanken an Speisen Schwindel, Geruchsüberempfindlichkeit, Kopfschmerzen, Ängstlichkeit, regt sich über Kleinigkeiten auf.

Schwangerschaft, Sodbrennen

Hormonell bedingt schließt der Mageneingang unvollständig, Magensäure fließt in die Speiseröhre zurück und verursacht eine Entzündung.

Vorbeugen

- Zum Essen wenig trinken, dafür zwischen den Mahlzeiten.
- Nach dem Essen nicht flach hinlegen.
- Nachts mehrere Kissen zur Hochlagerung des Oberkörpers.

Ernährung

- Häufige kleine proteinreiche Mahlzeiten, z. B. Nüsse, Quark, Joghurt, Kefir, ungeschwefeltes Trockenobst.
- Meiden: fette, stark gewürzte Speisen, Süßigkeiten, Kaffee.
- In Ruhe essen.
- Bei akutem Sodbrennen: ein Glas Milch, eine Hand voll trockene Haferflocken.

Phytotherapie

Eibischwurzel und Isländisch Moos zu gleichen Teilen mischen. 1 TL der Mischung auf eine Tasse kochendes Wasser, 5 bis 10 Minuten ziehen lassen, bei Bedarf schluckweise trinken.

Homöopathie

- Pulsatilla D4: Verschlechterung nach dem Essen, besonders nach fetten oder süßen Speisen, abendliche Verschlechterung, Verstärkung durch Hinlegen.
- Nux Vomica D4: Beschwerden nach üppigen oder stark gewürzten Speisen, nach zu viel Genussmitteln.
- Sepia D6: Gefühl der Schwere und des Ziehens nach unten im Becken, emotionale Reizbarkeit, Bewegung bessert, Verschlimmerung beim Autofahren und beim Denken an Essen oder Riechen von Speisen.

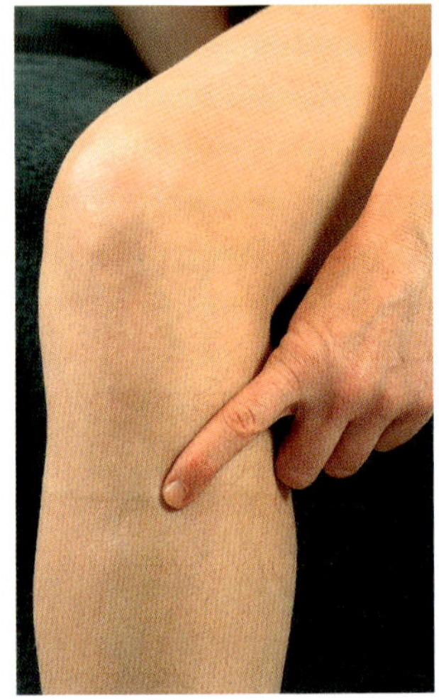

Akupressurpunkt bei Sodbrennen

Akupressur

Ma 36, Unterschenkel Außenseite ca. eine Handbreit unter der Kniescheibe neben dem Schienbein.

Schweiß

Schweiß ist eine stark salzhaltige Absonderung der Schweißdrüsen zur Regulierung der Homöostase (Wärmehaushalt und Ausscheidung von Giftstoffen). Schweiß führt zur Abkühlung durch Verdunstungskälte und zur gleichzeitigen Ausscheidung von Giften. Daher darf die normale Schweißbildung nicht unterdrückt werden, z. B. durch bestimmte Deo-Stifte. Schweißabsonderung ohne körperliche Anstrengung tritt oft nach schwerer

Erkrankung und bei körperlicher Schwäche auf. Desgleichen bei Hormonumstellung in den Wechseljahren.

Phytotherapie

- Trinken von Salbeitee (2 TL auf 1/4 l Wasser). Gegen übermäßige Schweißbildung sollte der Salbeitee konzentrierter zubereitet werden, da er dann besser hilft, Vorsicht jedoch bei magenempfindlichen Personen.
- Waschungen mit Salbeitee
- Kauen von Salbeiblättern

Seitenstechen

Plötzlicher Schmerz im Bereich der Taille, bedingt durch Irritation der Zwischenrippennerven durch falsches Atmen, Husten etc.

Soforthilfe
Rückenlage, Beine hoch, mit Eis an der Schmerzstelle reiben, Dehnübungen.

Skorpionstich

siehe *Schlangenbiss*

Sodbrennen

Schmerzen und Brennen hinter dem Brustbein. Entzündung der Speiseröhrenschleimhaut durch Kontakt mit der Magensäure.

Ursache: Ungenügender Verschluss des Mageneingangs, bei Kopftieflagerung direkt nach dem Essen, in der Schwangerschaft, bei Zwerchfellbruch.

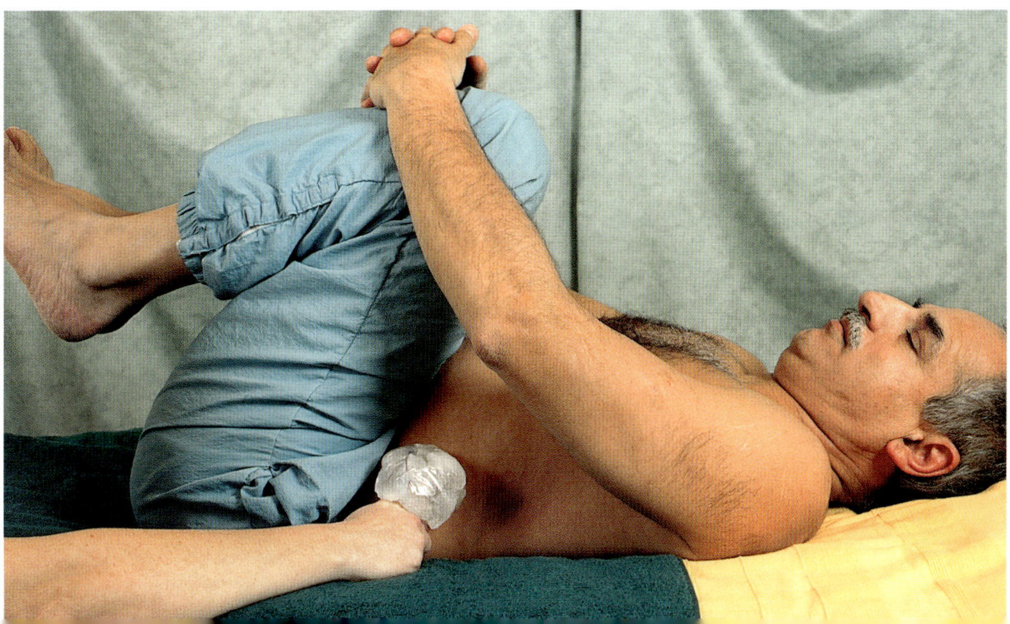

Lagerung und Eisbehandlung bei Seitenstechen

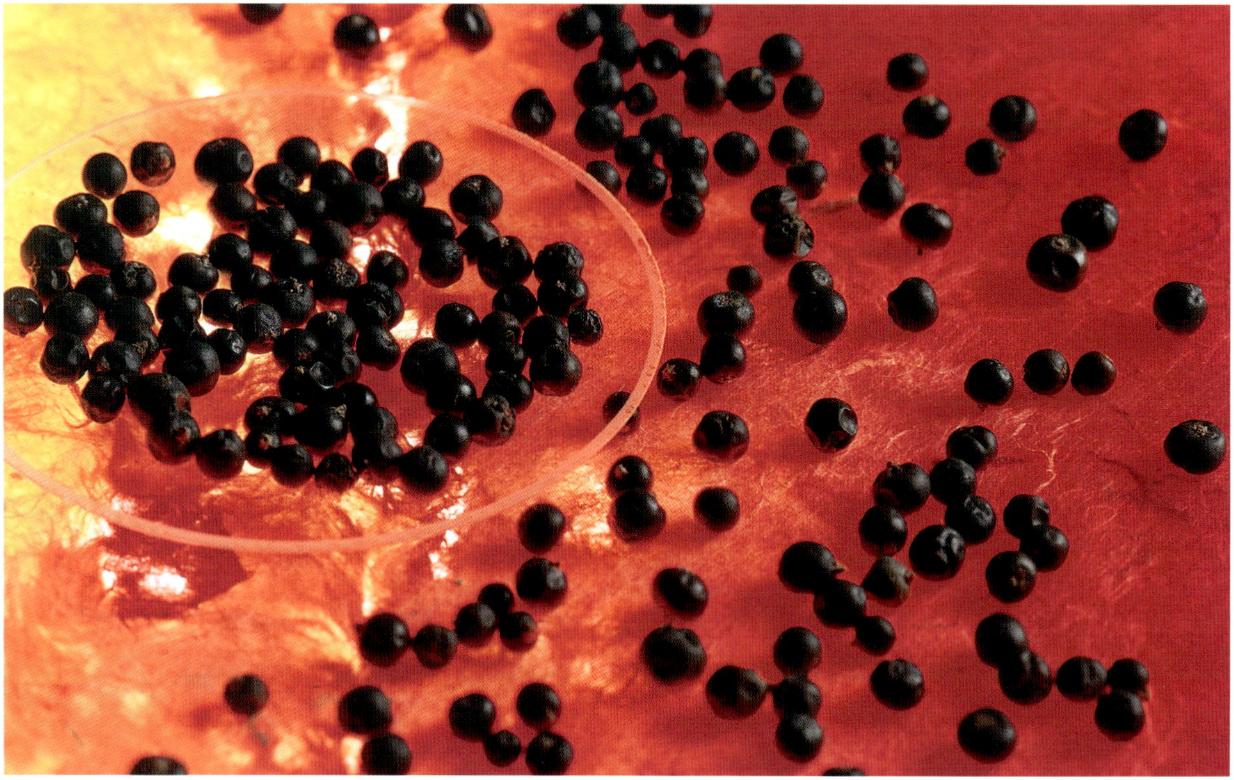

Wacholderkur nach Pfarrer Kneipp

Lebensweise

Nach dem Essen nicht flach hinliegen, den Kopf nachts nicht tieflegen, nicht zu viel trinken vor dem Schlafengehen, Nüsse oder Lakritze kauen (Lakritze nicht bei hohem Blutdruck), Milch trinken, kein Alkohol, kein Kaffee, keine Süßigkeiten.

Hausmittel

- 1 gestrichener Teelöffel Heilerde auf ein Glas Wasser (sehr gut ist weiße Heilerde). Oder:
- ein Eßlöffel Salatsauce. Oder langfristig:
- Wacholderkur nach Pfarrer Kneipp (1. Tag: 4 Wacholderbeeren, 2. Tag: 5 Wacholderbeeren, 3. Tag: 6 Wacholderbeeren usw., bis am 12. Tag 15 Beeren genommen werden, dann geht das Ganze wieder rückwärts bis am 23. Tag wieder 4 Wacholderbeeren genommen werden).

Sonnenbrand

Schädigung der Haut und Unterhaut durch einmalige Sonneneinwirkung. Schmerzhafte Rötung, Bläschenbildung. Die Stärke des Sonnenbrandes wird in Grade eingeteilt wie bei Verbrennungen.

Physikalische Erste Hilfe
Auftragen von Joghurt auf verbrannte Hautteile, Gurkenschalen oder Gurkenscheiben auflegen. Öl auftragen, Melkfett auftragen.

Phytotherapie
5 Tropfen Lavendelöl in einem EL Olivenöl oder Mandelöl, mischen und auftragen.

Sonnenstich

Tritt nach intensiver Sonnenbestrahlung des Kopfes auf.
Anzeichen: Abgeschlagenheit, Kopfschmerzen, Schwindel, schneller Puls, Übelkeit, Brechreiz, Fieber, kann u. U. tödlich enden. Unbedingt Arzt zuziehen!
Erste Hilfe: Seitenlagerung, nasse kalte Kopfkompressen, viel trinken, keine Süßigkeiten.

Splitter in der Haut

Physikalische Therapie
Durch Auflage eines warmen Kleiebreis Haut weich machen, eine Nadel in einer offenen blauen Flamme (Feuerzeug, Kerze) sterilisieren, abkühlen lassen und mit ihr den Splitter herausholen.

- Nach dem Reinigen der Wunde Arnica-Umschlag: 1 TL Arnica-Tinktur auf 1/4 l Wasser mischen, Kompresse damit tränken und auf die Wunde auflegen.
- Johanniskrautöl in die Wunde gießen.
- Beinwell- und Ringelblumen-Salbe: auf Wundrand dünn auftragen.
- Wenn immer möglich, Wunde am besten offen lassen, sonst luftdurchlässig mit einem Verband (Mullverband) bedecken.
- *Vorsicht!* Bei schlecht heilenden Wunden Arzt aufsuchen.
- *Vorsicht!* Bei rotem Streifen von der Wunde in Richtung Körper kann Blutvergiftung vorliegen. Unbedingt zum Arzt!
- Auch bei eiternden Wunden Arzt aufsuchen.

Aufweichen der Haut durch Kleiebrei

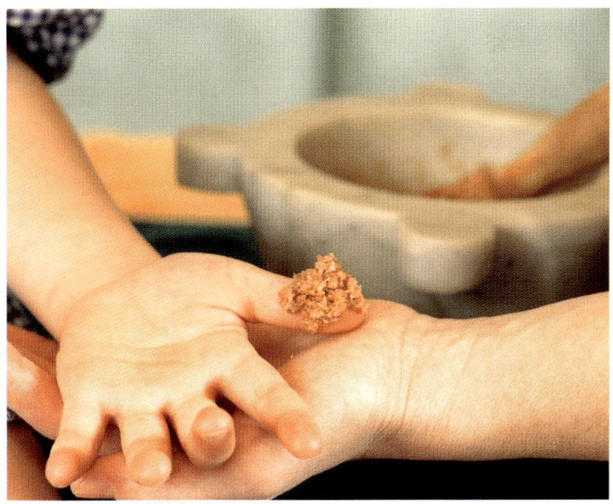

Homöopathie

Arnica D6, 3 Globuli oder 3 Tropfen in ein Glas Wasser geben, mit Teelöffel rühren, bis sie gelöst sind, dann stündlich 1 TL der Lösung einnehmen.

Stillen

Lebensführung

- Ruhe suchen zum Stillen, Entlastung und Hilfe annehmen für die alltäglichen Dinge des Lebens.
- Selbstbewusstsein: »Ich kann stillen, meine Milch reicht für mein Kind«. Nicht verunsichern lassen!

Ernährung

- Reichlich trinken!
- Speisen mit reichlich Dill würzen

Phytotherapie

Zur Förderung der Milchmenge empfiehlt sich eine Mischung aus Kümmel-Fenchel-Anistee, je 25 Gramm zerstoßene Früchte, davon 1 gehäufter TL mit 1/4 l Wasser überbrühen, nach 10 Min. abseihen, bis zu 1 Liter pro Tag trinken, aber nicht auf Dauer.

Stillen, Abstillen

Wichtig ist es, zum Abstillen die Brust so wenig wie möglich zu berühren, einen gut sitzenden BH zu tragen, auch nachts, und die Trinkmenge etwas einzuschränken.

Phytotherapie

Unterstützend wirken Salbeiabkochungen als Tee getrunken 3 x 1 (Teerezept: siehe *Schweiß*).

Homöopathie

- Pulsatilla D6: schmerzhafter Milchstau, Depression, Brust geschwollen, empfindlich.
- Lac Caninum D12: Beschwerden wechseln die Seite, Schmerzen schlimmer durch Erschütterung, durch Gehen, durch Kälte, Schwindelgefühl, wenn Pulsatilla-Gabe ohne Wirkung.
- Phytolacca D12: knotige, schmerzende, gestaute Brust, stellenweise sehr druckempfindlich, die Schmerzen wechseln oft den Ort, wandern auch in weiter entfernte Körperteile, beim Stillen Schmerz durch den ganzen Körper.

Stress

Reaktionsmuster des Körpers auf Überforderung, Nichtverarbeitung der täglichen Herausforderung, übermäßige Ausschüttung von so genannten Stresshormonen wie Adrenalin, führt zu Reaktionen des vegetativen Nervensystems wie schneller Herzschlag, Schwitzen, Zittern, Nervosität, Übererregbarkeit, Rötung der Haut, Blutdruckanstieg, überzogene Reaktionen auf äußere Einflüsse, kann zum Entstehen chronischer Krankheiten führen.

Man unterscheidet Eu-Stress (sinnvolle Anpassung des Körpers auf äußere Einflüsse) und Dys-Stress (unangemessene Reaktion auf alles was den Organismus bedroht).

Lebensweise

- Geregelter Lebensrhythmus, ausreichend Schlaf, ausreichend Erholungsmöglichkeit
- Entspannungstechniken wie Yoga, autogenes Training, Qi Gong, Tai-Qi
- Körperliche Bewegung zum Abbau der Spannungen
- Stressfaktoren ausschalten

Ernährung

- Reizarme Vollwertkost, kein Alkohol, kein Nikotin.
- Heilfasten kann den Menschen fit machen für die Stressbewältigung, sollte jedoch in Zeiten geringerer Anspannung durchgeführt werden, nicht in »Stress-Hochphasen«.

Phytotherapie, Kur

Taiga-Wurzel = Eleutherococci-Tinktura
4 Wochen morgens und mittags je 1 Tasse Aufguss des Tees oder 10 Tropfen Tinktura auf ein Glas Wasser.

Tinnitus (Ohrgeräusche)

Ton- oder geräuschartige Wahrnehmung im Ohr als Symptom einer Störung.
Vorsicht! Sofort ohne Zeitverzug den Arzt aufsuchen. Es besteht die Gefahr des Ertaubens (Gehörsturz).

Bei chronischem Tinnitus nach ärztlicher Abklärung organischer Ursachen:

Lebensführung

Stress vermindern, da Stress zu einer Durchblutungsstörung des Ohres führen kann, Innere Ruhe einkehren lassen (»viel um die Ohren haben«), Nikotinverzicht, Entspannungsverfahren erlernen.

Physikalische Therapie

- Vorsichtige Drehbewegungen des Kopfes in Richtung des Tinnitus mit Kinn auf der Brust.
- Warmer Nackenwickel, lauwarme Kopf- und Nackengüsse (siehe Vorwort).

Phytotherapie

Durchblutungsförderung, z. B. mit Knoblauch, Mistel, Ginko.

Übergewicht

Übergewicht entsteht, wenn die Energieaufnahme durch die Nahrung den Energieverbrauch übersteigt. Übergewicht stellt einen Risikofaktor in Hinblick auf das Auftreten unterschiedlicher Erkrankungen, auch Krebserkrankungen dar.

Lebensführung

Regelmäßiges Ausdauertraining, 3 x/Woche mindestens 40 Minuten. Folgende Sportarten eignen sich besonders: Wandern, Walken, Radfahren, Schwimmen.

Ernährung
Änderung der Ernährungsgewohnheiten, siehe *Ernährung: 10-Punkte-Programm*. Fasten eignet sich nur als Einstieg in eine neue Ernährungsform, nicht zur Gewichtsabnahme, da der Körper sich auf die verminderte Nahrungszufuhr einstellt und die Zunahme über den Ausgangswert nach anfänglicher Gewichtsabnahme vorprogrammiert ist. Gleiches gilt für sämtliche »Wunderdiäten«, von denen nur abgeraten werden kann. Gute Erfolge werden mit Trennkost erzielt, wobei dies eher auf den bewussteren und überlegten Umgang mit Nahrungsmitteln zurückzuführen ist, siehe *Ernährung und Krankenernährung*.

Regelmäßiges Ausdauertraining, z. B. Walking

Verbrennungen

Krankhafte Gewebsschädigung durch die Einwirkung von Hitze.

Physikalische Therapie, Erste Hilfe
- Kühlung durch kaltes Wasser, Abdecken der Wunde mit Alufolie.

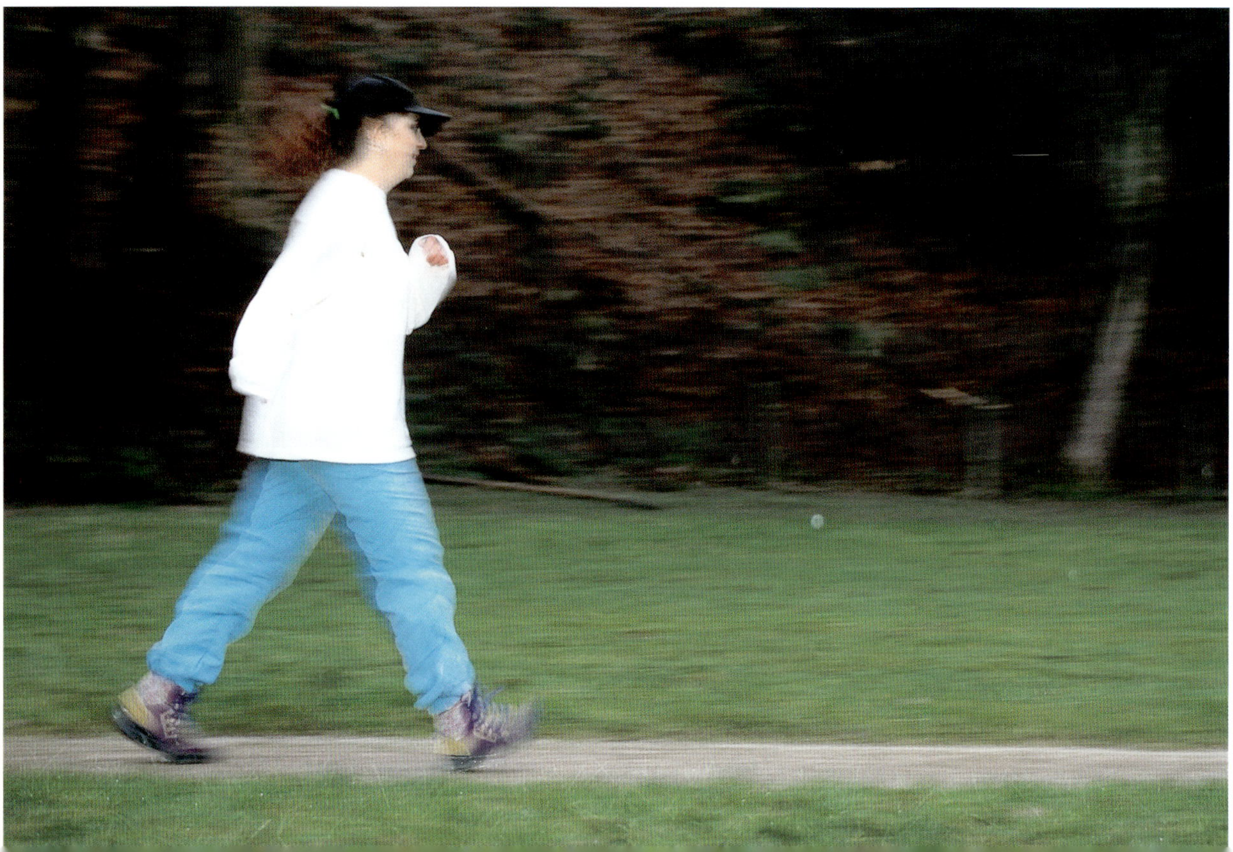

- Bei großflächigen Verbrennungen bzw. Verbrennungen III. Grades (Gewebszerstörung) Arzt aufsuchen bzw. evtl. Spezialklinik.
- Bei Verbrennungen I. Grades (Hautrötung) kühlen z. B. durch Quarkauflagen, Retterspitzauflagen.
- Bei Verbrennungen II. Grades (Rötung und Blasenbildung) Blasen möglichst geschlossen lassen, nicht öffnen. Wenn sie sich öffnen, die Blasenhaut als Wundbedeckung erhalten.
- Mit Eis oder Gelkissen kühlen.
- Bei geschlossener Haut folgende Salbe herstellen und auflegen: 1 EL Öl, 1 EL Honig, 2 EL Wein gut miteinander vermischen.
- Süßigkeiten setzen Schmerzschwelle herab, deshalb vermeiden!

Vergiftung

Aufnahme von lebensbedrohenden Substanzen durch Mund, Haut und Atemwege und Reaktion des Körpers auf die entsprechenden Schädigungen.

- Notarzt und Vergiftungszentrale anrufen.
- Bei Vergiftung durch den Mund, z. B. durch Trinken von Putzmittel etc., bei schäumenden Substanzen unter keinen Umständen zum Erbrechen bringen. Ist Saab-Simplex vorhanden (Mittel das die Schaumentwicklung verhindert) die ganze Flasche auf einmal austrinken.
- Bei nicht schäumenden Stoffen Erbrechen provozieren.
- Vorsicht! Keine Milch, kein Alkohol.
- Kein Erbrechen bei Säure und Laugen, bei Bewusstlosigkeit und Krämpfen.
- Bei Säure und Laugen viel Wasser zu trinken geben.
- Bis zum Eintreffen des Notarztes stabile Seitenlagerung, Atemwege freihalten, vor allem bei Tablettenvergiftung Reste sichern.
- Bei Vergiftungen der Haut mit Säuren und Laugen mit viel Wasser abspülen, insbesondere vergiftete Schleimhäute unter fließendem Wasser abspülen, desgleichen Augen mit reichlich Leitungswasser spülen, Fremdkörper mit einem Tuch nasenwärts ausreiben.
- Bei Vergiftung der Atemwege, frische Luft, möglichst Sauerstoffzufuhr, beengende Kleidung öffnen.

Verletzungen

siehe *Wunden*

Verstauchungen

siehe *Prellungen*

Verstopfung (Obstipation)

Infolge verlängertem Verweilens des Kots im Darm kommt es zu einer seltenen, meist schwierigen und schmerzhaften Entleerung von verhärtetem Kot.

Ursache

Bewegungsmangel, Bettlägerigkeit älterer Menschen, Ernährungsfehler: zu wenig Flüssigkeit, zu wenig Ballaststoffe. Mangelhaftes Kauen und Einspeicheln, Nahrungsumstellung auf Reisen, längerer Miss-

brauch von Abführmitteln, stark wirksame Schmerzmittel und andere Medikamente.
Vorsicht! Dauert die Verstopfung länger als 2 Wochen, muss der Arzt aufgesucht werden!

Lebensführung

Regelmäßige Bewegung, vor allem Betätigung der Bauch- und Rückenmuskulatur, regelmäßiges zur Toilette gehen auch ohne Notwendigkeit, Zeit lassen, z. B. Zeitung lesen. Gewicht normalisieren. Warme Füße bewahren.

Ernährung

- Ein Glas Wasser vor dem Aufstehen, ausreichend trinken, mindestens 2 l zusätzlich zur Nahrung. Langsam essen, gut kauen. Fünf kleine Mahlzeiten pro Tag (5-mal »rot, gelb, grün«, d. h. bevorzugt Obst und Gemüse).
- Vollwertkost bevorzugen. Keine raffinierten Lebensmittel: Weißmehl, Zucker.
- Rohkost bzw. gedämpftes Obst und Gemüse.
- Bei der Umstellung auf rohkostreiche Ernährung langsam vorgehen, um Blähungen zu vermeiden. Hoher Anteil an Ballaststoffen!
- Darmregulierung mit Sauerkrautsaft und Pflaumensaft (3 Trockenpflaumen mit Wasser bedeckt am Vorabend richten, am Morgen nüchtern die drei Pflaumen essen, Saft trinken. Nicht geschwefelte Trockenfrüchte verwenden!).
- Ein bis zwei Esslöffel Leinsamen in Wasser quellen lassen, mit Joghurt oder Quark essen.
- Reife, ganze Äpfel, möglichst mit Schale und Kernhaus essen.
- Milchzucker- und milchsäurehaltige Lebensmittel bevorzugen.
- Darm sanieren, *siehe dort*
- Fastenkur, *siehe dort*

Physikalische Therapie

- Bauchmassage entsprechend dem Dickdarmverlauf. »Bauchrollen«.
- Güsse mit lauwarmem Wasser auf den Bauch, ebenfalls dem Dickdarmverlauf folgend.
- *Klistier*
  Merke: Bei Verstopfung keine Maßnahme von oben, sondern von unten.
  Im Sanitätshaus Klistierbehälter »1 Liter« kaufen. Mit lauwarmem Wasser füllen, erhöht aufhängen, sodass das Wasser Gefälle hat (z. B. am Duschkopf). Endstück mit Vaseline einfetten. Linke Seitenlage einnehmen. Endstück ca. 5 cm in den Enddarm einführen. Zulaufhahn ein wenig öffnen, Wasser einlaufen lassen. Ist das ganze Wasser eingelaufen, Darmrohr entfernen. Einlauf so lange wie möglich bei sich behalten. Ein Einlauf kann gut ohne fremde Hilfe gemacht werden. Es wird empfohlen, den Einlauf im Bad oder in der Toilette zu machen, vor allem wenn man noch keine Erfahrung hat.
- Heublumenpackung auf Bauch.
- Kühle feuchte Wickel (auf warme Haut).

Phytotherapie

Physikalische Therapie ist vorzuziehen, weil innerliche Maßnahmen zur Veränderung des Elektrolyt-Haushaltes des Körpers führen können, was die Verstopfung noch verstärkt.
Vorsicht! Bei Schwangerschaft grundsätzlich keine innerliche Therapie (außer Magnesiumgabe). Klistier mit lauwarmem Wasser möglich.

- *Abführende Kräutertees:*
  Fenchel, Löwenzahn,
  Kamille, Pfefferminze
  jeweils 1 TL auf eine Tasse kochendes Wasser, abends vor dem Schlafengehen trinken.
- Sennesblätter
  Faulbaum
  1 TL mit einer Tasse kaltem Wasser angießen. Bei Sennesblätter 12 Stunden, Faulbaumblätter 24 Stunden stehen lassen und 20 bis 30 Minuten vor dem Essen trinken.
- 1 kleine Zwiebel, 1 zerdrückter Knoblauch, 2 EL Weizenschrot in 1/4 l Wasser kochen, fein geschnittene Petersilie und 1 EL Olivenöl beifügen und morgens nüchtern essen.
- *Kräutertee:*
  Kümmelfrüchte
  Pfefferminze
  Fenchel
  Faulbaumrinde
  Zu gleichen Teilen mischen. 1 TL mit einer Tasse kochendem Wasser überbrühen, 5 Minuten ziehen lassen, abends und auch morgens je 1 Tasse trinken.
- 1 EL Rizinusöl
  Flohsamenschalen mit reichlich Flüssigkeit täglich einnehmen.

Vorsicht! Bei all diesen Mitteln muss man sich vor Dauergebrauch hüten.

Vorbeugung:
- Ballaststoffreiche Nahrung.
- Viel trinken.
- Viel körperliche Bewegung.
- Süßigkeiten meiden.

Wadenkrampf

Krampfartige Kontraktion des Wadenmuskels, verbunden mit großem Schmerz, tritt meist aus dem Schlaf heraus auf oder nach Überanstrengung wie Sport, Geburtsvorgang. Tritt ein Wadenkrampf beim Schwimmen in See oder Fluss auf, kann eine lebensbedrohliche Situation entstehen.

Ernährung
Calcium und Magnesiumreiche Kost: Obst, Gemüse, Milchprodukte, Mineralwasser.

Hausmittel
Die Großzehe mit der Hand festhalten und das Bein durchstrecken.

Warzen und Dornwarzen

Phytotherapie
- Schöllkrautsaft (frischer Milchsaft) frischer Pflanzen zur Behandlung der Dornwarze verwenden. Danach Hände gut waschen. Den Saft auf die Warze auftragen, eintrocknen lassen. Nicht abwaschen. Über längere Zeit täglich anwenden.
- Bepinseln mit Thujatinktur morgens und abends über längere Zeit.

Hausmittel
- Auflegen von dünnen Knoblauchscheiben oder zerquetschten Bärlauchblättern.
- Auftragen der Milch noch nicht ganz reifer Feigen.

- Teebaumöl – unverdünnt – auftragen.
- Meerzwiebelscheiben auflegen.

Bewährt haben sich folgende Volksmittel
- Bei Vollmond eine schwarze Nacktschnecke über die Stelle kriechen lassen.
- Bei Warzen hilft auch das Besprechen. Hier ein bewährter Spruch: *»Du bist nicht hübsch, du bist nicht frei, du müsstest nicht dort sein. Du bist von nichts hergekommen und musst wieder zu nichts werden.«*

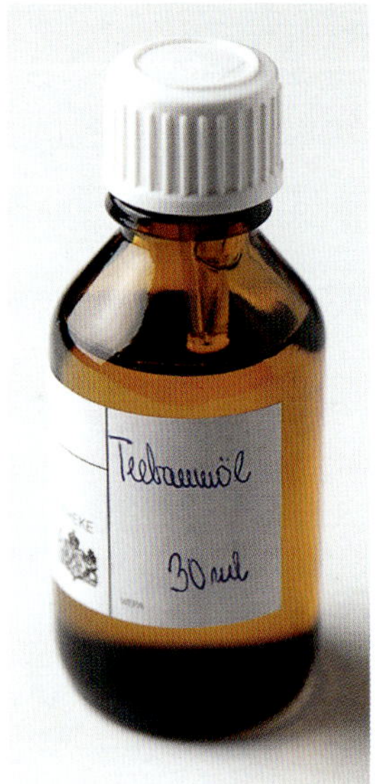

Teebaumöl unverdünnt auf Warzen auftragen

Wechseljahre

Zeitspanne zwischen Absinken der Hormonbildung im Eierstock bis Jahre nach dem Ausbleiben der spontanen Menstruation. Frauen verbringen heute 1/3 ihrer Lebenszeit in dieser biologisch nachproduktiven Phase.

Symptome
Hitzewallungen, Reizbarkeit, nervöse Herzbeschwerden, Schweißausbrüche, Kopfschmerzen, Schwindel, Gelenkschmerzen, Depressionen, Schlafstörungen, Veränderung des sexuellen Verlangens, Trockenheit der Haut und der Schleimhäute, Sehstörungen, Harninkontinenz.

Lebensführung
Ausreichend Sport und körperliche Bewegung, auch zur Vorbeugung der Osteoporose *(siehe dort)*, Entspannungstechniken (Yoga, autogenes Training, Meditation, Qi Gong, positives Denken).

Ernährung
Vollwertig, mengenmäßig einschränken, da der Körper weniger Nährstoffe braucht, reichlich Ballaststoffe, ausreichende Versorgung mit Calcium, mit Vitaminen D, E, A, C.

Physikalische Therapie
- Vollbäder mit Ackerschachtelhalm, Johanniskraut, Melisse, Salbei, Badetemperatur geringer als 39 Grad, 20 Minuten baden, 30 Minuten nachruhen.
- Moorheilbäder.

Phytotherapie
- *Kräutertee:*
  Frauenmantel, Salbeiblätter,
  Schafgarbe, Johanniskraut
  Zu gleichen Teilen mischen. 1 TL der Mischung mit einer Tasse kochendem Wasser aufbrühen, 5 Minuten ziehen lassen.
- Baldrian, Melisse, Orangenblüte und Pfefferminze als Tees.
- Traubensilberkerze in Form von Kapseln zum Einnehmen.

- Kur mit Gelee-Royal oder Blütenpollen 4 bis 6 Wochen. Desgleichen mit Taigawurzel und Ginseng zur Stärkung von Libido und Tatkraft.
- Bei Herzklopfen, Blutwallungen, Schlafstörungen, vegetativem Ungleichgewicht: Weißdorntee, 1 TL mit einer Tasse kochendem Wasser anbrühen, 5 Minuten ziehen lassen, zwei bis drei Tassen über den Tag verteilt trinken.

Homöopathie

- Sepia C12: Gebärmutterprolaps, übel riechende Schweiße, trockene, wunde Scheide, frieren, launische Frauen.
- Lachesis C12: Bluthitzewallungen, Schweißausbrüche, Herzsensationen, Kopfschmerzen, Thromboseneigung, Wärme bessert, redselige, aufgeregte Frauen.
- Cimicifuga C12: Klimakterische Depression, rheumatische Beschwerden, Halswirbelsäule, Lendenwirbelsäule, Schmerzen, Migräne, ruhelose Frauen, frösteln.
- Pulsatilla C12: Krampfadern, unregelmäßige Periode, Beschwerden wechselhaft, sanfte, gefühlvolle Frauen, weinerlich, Trost bessert, Gesellschaft bessert.
- Sanguinaria C12: Fliegende Hitze, trockene brennende Haut, Schwindel, Kopfschmerzen, Herzsensationen.

Wunden

Verletzung der Schutzbarriere der Haut und Unterhaut. Unterbrechung des Gewebszusammenhangs mit Eröffnung von Blutgefäßen.

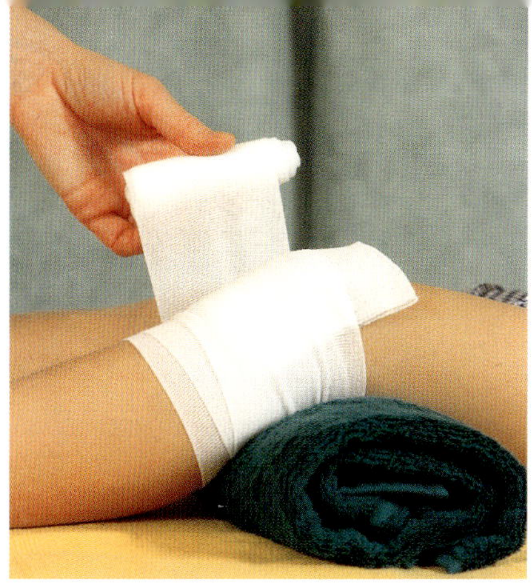

Anlegen eines Mullverbandes

Ursachen

Äußere Einwirkung oder Folge bestimmter Krankheiten z. B. Diabetes mellitus und Krampfadern.

Wunde vor Behandlung gut reinigen. Eingedrungene Fremdkörper entfernen oder entfernen lassen. Reinigung mit klarem Leitungswasser (fließend), Sprudel oder mit lauwarmem Schwarztee.

Wundliegen

Geschwürbildung der Haut durch lang anhaltenden Druck beim Liegen und dadurch verursachte örtliche Mangeldurchblutung, tritt vor allem bei Bettlägerigkeit auf.

- Wechsellagerung auf nicht betroffene Stellen. Betroffene Haut lauwarm trocken föhnen.
- Täglich mehrmals mit einer Mischung aus gleichen Teilen Schwarztee und Zitronenmelissentee, der eine Messerspitze Kochsalz beigefügt wurde, spülen und danach trocken föhnen. Einen »Bettenbahnhof« unter Umständen aus Pappkarton bilden, um den direkten Kontakt mit der Bettdecke zu vermeiden.

Zahnfleischbluten

1 EL Hirtentäschelpresssaft in 1 Tasse kochendem Wasser lösen, mit Wattestäbchen oder Wattebausch auf die blutende Stelle aufdrücken.

Zahnschmerz

Schmerz im Mundbereich, dessen Ursache in der Regel eine Zahnerkrankung ist.
Zahnarzt aufsuchen.

Vorbeugung
Zur Gesunderhaltung ist eine ballaststoffreiche Kost empfehlenswert, langsames gründliches Kauen und Einspeicheln. Empfehlenswert Vollkornbrot (möglichst selbst gebacken, ohne Zusatzstoffe), Rohkost, insbesondere Äpfel heimischer Herkunft, mit Schale und Kernhaus. Siehe auch *Mund, Mundgeruch, Entzündung des Zahnfleisches.*

Hausmittel
- Bis zum Zahnarztbesuch Zeit überbrücken durch Auflegen eines mit 2 Tropfen Nelkenöl getränkten Wattebausches auf das Zahnfleisch des betroffenen Zahnes.
- In gleicher Weise ist auch Muskatnussöl zu verwenden.
- Auflegen eines heißen Leinsamensäckchens auf die Wange.
- *Papieröl:* Weißes Papier auf einem Teller verbrennen, das entstandene gelblich-bräunliche Öl mit Watte aufnehmen und in das Kariesloch stopfen bzw. wie mit Nelkenöl verfahren.

Da Entzündungen im Mund-Rachen-Bereich als »Herde« die Ursache für schwere organische Störungen sein können, insbesondere Erkrankungen des Bewegungsapparates aber auch der Sinnesorgane, Stoffwechselerkrankungen u. v. m. ist ein regelmäßiger, jährlicher Zahnarztbesuch unbedingt erforderlich. Siehe auch *Mund, Aphthen und Entzündung.*

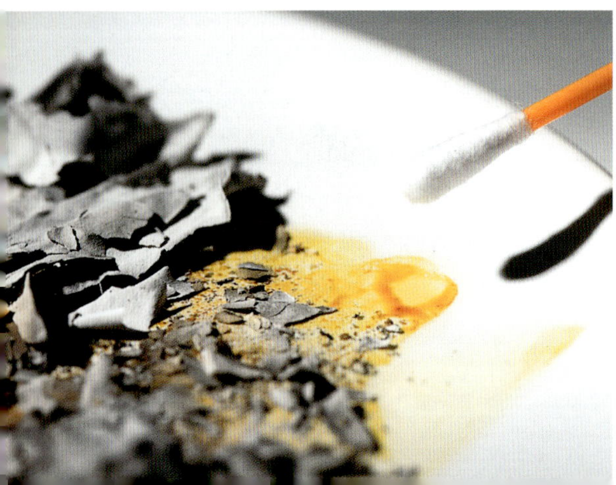

Soforthilfe bei Zahnschmerzen durch Papieröl

Zecken

Blutsaugender Parasit, dessen Biss zahlreiche Krankheiten übertragen kann, u. a. Hirnhautentzündung und Borreliose.

Physikalische Therapie
- Mit Pinzette tief fassen und mit Kopf gegen den Uhrzeigersinn herausdrehen, Biss mit Teebaumöl desinfizieren. Nelkenöl auf Pulsstellen, Knoblauch.
- Wenn der Kopf in der Bissstelle verbleibt und vor allem, wenn sich um die Bissstelle ein roter Ring bildet (Verdacht auf Borreliose) Arzt aufsuchen.
- Nach Wanderungen durch Wald und Gebüsch die Körper nach Zecken absuchen, duschen und Haare waschen.

Haus-apotheke

Verweise auf die praktische Verwendung der genannten Mittel siehe im Register. Unsere Listen erheben keinen Anspruch auf Vollständigkeit. Sie sollten nach individuellen Bedürfnissen ergänzt werden.

- Geraniumöl
- Johanniskrautöl
- Lavendelöl
- Muskatnussöl
- Nelkenöl
- Niaouliöl
- Ringelblumenöl und -salbe
- Rosmarinöl
- Senfmehl
- Teebaumöl
- Thymianöl
- Wacholderöl
- Zimtöl
- Zitronenöl

- Zwiebel
- Knoblauch

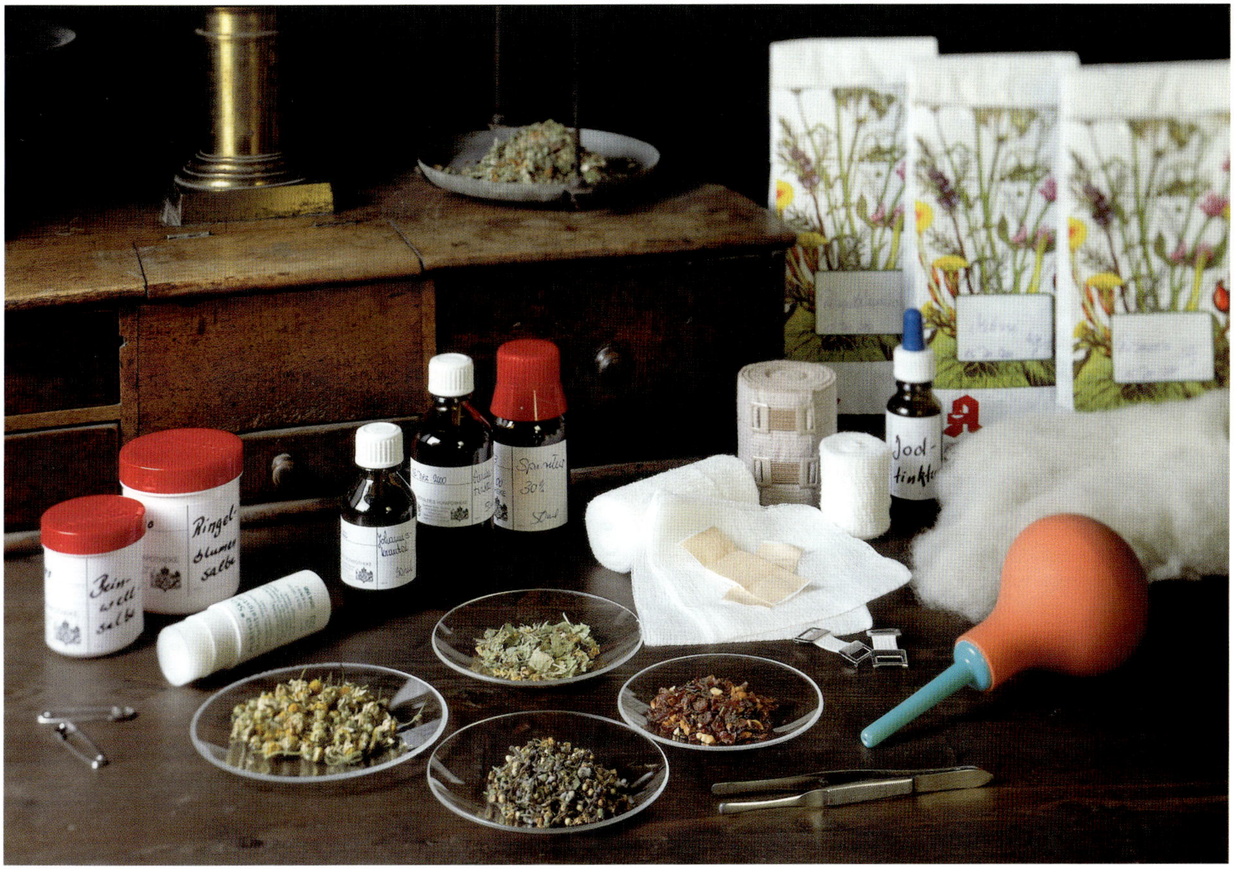

Hausapotheke

- Ingwerpulver
- Apfel
- Kalium-Brausetabletten
- Magnesium-Brausetabletten

- Baldriantinktur
- Jodtinktur
- Johanniskrauttinktur
- Spitzwegerichtinktur
- Weidenrinde
- Weißdorntinktur

Tees:
- Brennnessel
- Fenchel
- Hagebutte
- Hamamelis
- Johanniskraut
- Kamille
- Lavendel
- Lindenblüten
- Melisse
- Pfefferminz
- Rosmarin
- Schwarztee

- Beinwellsalbe
- Essigsaure Tonerde
- Heilwolle
- elastische und Mull-Binden
- Klistierbehälter
- Kompressen/ Leineneckchen

- Aconitum D6
- Apis mellifica D6
- Arnica D6
- Belladonna D6
- Chamomilla D6
- Propolis D6

Reiseapotheke

- Heidelbeeren, getrocknete
- Zitrone

- Geraniumöl
- Lavendelöl
- Nelkenöl
- Rosmarinöl
- Thymianöl
- Weidenrinde

- Milchzucker
- Calcium
- Magnesium

- Sternmierensalbe (Sonnenbrand, Hautausschläge, Insektenstich)
- Hirschtalg

- Schlafteemischung
- Weißdorntinktur
- Schwarztee
- Pflaster
- Verbandmaterial: Kompressen, Mullbinden
- Reise-Klistierbehälter

- Aconitum D6
- Apis mellifica D6
- Arnica D6
- Belladonna D6
- Okoubaka D4

Reiseapotheke

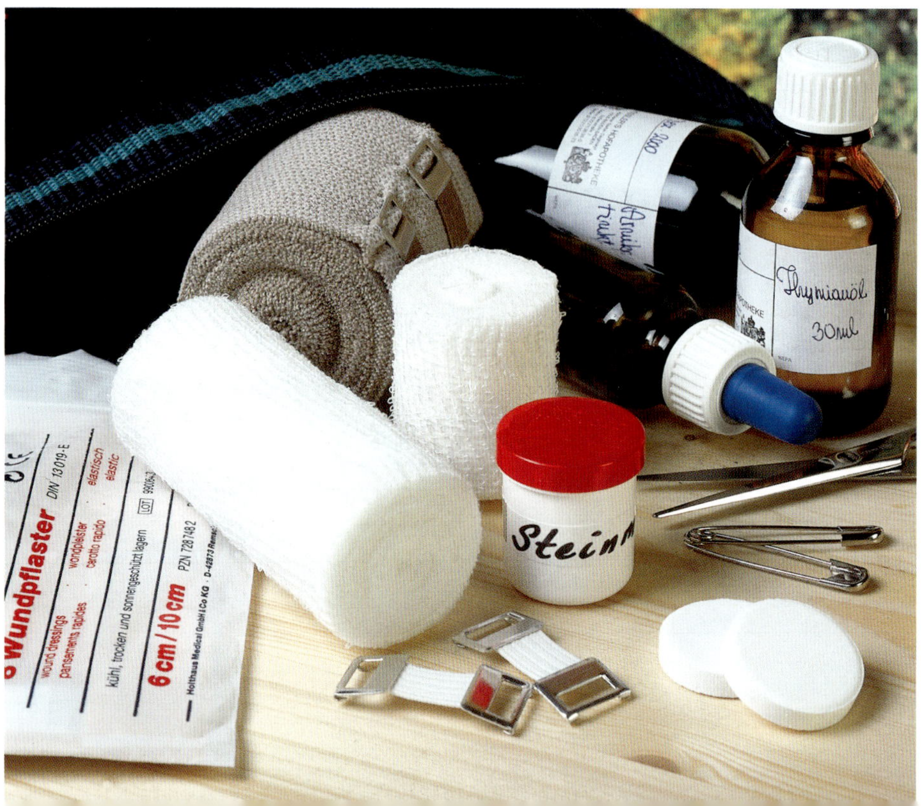

Gesamtregister

A

Abführmittelabusus (-missbrauch) 45
Abstillen 128
Absud 16
Abszess 19, 44
Abwehrschwäche 51, 100
Ackerschachtelhalm 101, 134
Aconitum 65
Adnexitis 19
Akne 20, 74
Akupressur 18
Alkoholvergiftung 21
Allergien 22
Allium cepa 18, 56
Altersflecken 76
Altersherz 24, 77
Altersjuckreiz 86
Angina pectoris 23, 24
Angina tonsillaris 22
Angst 24
Antriebslosigkeit 47
Apfel 45, 50, 63, 101, 123
Aphthen 99
Apis mellifica 138
Appetitlosigkeit 26
Armbad 24, 41
Arnica 21, 50
Arnicablüten 21, 24, 29, 42
Arnicaspiritus 109
Arnicatinktur 23, 31, 64, 109
Arnicaumschlag 64, 109
Arterienverkalkung 28
Arteriosklerose 28
Arthritis 30
Arthrose 31
Asa Fötida 37
Asthma 32
Atemnot 32, 42, 77, 81
Aufguss 16
Aufgussöl, Herstellung 15
Auflage im Mund 100
Auflagen 9
Augen 34
Ausfluss 115, 116
Auswurf 42, 53
Avocadomaske 75

B

Baldriantinktur 25
Ballaststoff 49, 89, 91, 131
Banane 19, 47, 50, 69
Bananenquarkpackung 74
Baptisia 52
Bärentraubenblättertee 39
Bärlappsporen-Puder 70
Bauchkrämpfe 50
Bauchrollen 36, 132
Beckenbodengymnastik 72, 74, 86
Beckenbodenschwäche 74
Beifuß 97, 101
Beinwellöl 13, 31
Beinwellsalbe 138
Beinwelltinktur 32
Beinwellumschlag 31, 32
Belladonna 65, 138
Berberitze 88
Bettnässen 34
Bewegungssperre 82
Bienenstich 84
Binde, elastische 138
Bindegewebeschwäche 32
Bindehautentzündung 34
Birkenblätter 31, 70, 85, 105
Birkenblättertee 69, 113
Bittersalz 46
Blähungen 35, 46
Blähungen beim Säugling 37
Blasenentzündung 38, 39
Blasenreizung 39
Blinddarmentzündung 40
Blut im Stuhl 72
Blut, Eigenblutbehandlung 81, 104
Blutdruck, zu hoher 40
Blutdruck, zu niedriger 41
Blütenpollen 22
Bluthochdruck 40
Blutwurztee 45, 51, 100
Blutwurz-Tinktur 100
Borretschblütentee 39
Boxhornklee 96
Brechdurchfall 92
Brennnessel 22, 32
Brennnessel, kleine, Urtinktur 28
Brennnesselspülung 71
Brennesseltee 39, 41
Bronchitis 42
Bronchitis, akute 42
Bronchitis, chronische 42
Brustbeklemmung 80
Brustentzündung 44, 45
Brustentzündung, Wochenbett 44
Brustschmerzen 45
Brustspannen 108
Brustwickel 11, 33
Bürstenmassage 41, 67
Buttermilch-Einläufe 112

C

Cactus 24, 42, 92
Calcium 96, 101, 108, 133, 134
Chamomilla 37, 38, 119
Chlamydien 45
Cimicifuga 108, 135
Cold Cream 86
Colocynthis 38
Crataegus 24, 42
Creme 13

D

Darm, Pilzbesiedelung 46
Darmentzündung 45
Darmerkrankungen, entzündliche 35, 46, 62
Darmfehlbesiedelung 46
Darmsanierung 46
Depression 47
Diabetes 47
Diät-Pyramide 48
Dinkeltrank 95
Dornwarzen 133
Dulcamara 22
Durchblutungsstörungen 49
Durchfall 50
Durchschlafstörung 118
Dysmenorrhoe 96

E

Echinacea augustifolia 117
Echinacea purpurea 52
Echinaceatinktur 52
Ehrenpreiskraut 86
Eichenrindenabsud 68, 70
Eierstockentzündung 19
Eigenblutbehandlung 81, 104
Eigenurin 104
Eileiterentzündung 19
Einlauf 21, 65, 132
Einschlafstörung 118
Eiter 19, 22, 34, 44
Eleutherococci-Tinktur 129
Endometriose 51
Entspannungstechniken 84

Erbrechen 92
Erkältungskrankheiten 51
Ernährung 48, 59
Ernährungsaufbau 22
Ernährungspyramide 48
Essigsaure Tonerde 113, 137
Essigstrumpf nach Kneipp 65
Essstörungen 62, 107
Estragonkraut 81
Eukalyptus 68, 81
Eukalyptusblätterdampf 53

F

Fahruntüchtigkeit 21
Fasten 62
Faulbaum 133
Faulbaumrinde 122, 133
Fehlernährung 50
Fehlhaltung 85
Feigwarzen 118
Fenchel 33, 35, 36, 54
Fenchelölmassage 36
Fettleibigkeit 40
Fettstoffwechselstörungen 62
Fichtennadelbad 24, 25, 32, 49, 52
Fieber 63
Flohsamenschalen 133
Frauenmantel 95, 96, 134
Frauenmantel Urtinktur 51, 87, 95, 96
Frauenmanteltee 109
Frischpflanzentropfen 52, 112
Frischpflanzentropfen zur Nervenberuhigung 25
Furunkel 19
Furunkulose 83
Fußbad, ansteigendes 52, 56, 66
Fußblasen 66
Füße, kalte 66
Fußpilz 67
Fußschweiß 68
Fußwickel 11

G

Galganttabletten 79
Gallenentzündung 92
Gallenstörungen 68, 92
Ganzkörperbürstenmassage 75
Gedächtnisschwäche 28
Gefäßverengung 28
Gefäßverkalkung 28
Gelee Royal Kur 109
Gelenkentzündung 32
Gelenkschmerzen s. *Arthrose, Arthritis, Rheuma, Gicht*
Geraniumöl 73
Gerstenkorn 34, 68
Geschlechtskrankheiten 115
Gesichtsdampfbad, bei Akne 21
Gewebe, Schwellungen 106
Gewichtsverlust 45
Gicht 68
Ginko 129
Ginseng 135
Ginsterblüten 24
Glaubersalz 46
Glonoinum 24
Goldrutentee 39, 69, 105
Goldrutentinktur 35, 105, 112
Goldrutentropfen 39
Grippaler Infekt 10, 51
Grünerhafertee 69
Gurke 21, 74, 75, 90
Gürtelrose 70

H

Haarausfall 71
Haarpflege 71
Haferstrohbad 75
Halsweh 22, 52, 73
Halswickel 23
Hämorrhoiden 72
Hagebutte 65, 109
Hamamelis 21, 73, 87, 95, 106
Hamamelistinktur 89
Handschweiß 73
Harnabgang, unwillkürlich 73, 74
Harndrang 24, 38, 73, 111
Harninkontinenz 73
Harnsäure 68
Hauhechelwurzel 85
Haut 74
Haut, fette 75
Haut, Mischhaut 75
Haut, raue 75
Haut, trockene 75
Haut, wunde 75, 76
Hautpflege 74
Hautunreinheiten 20
Heidelbeeren, getrocknet 50
Heilerde 31, 37, 46
Heilfasten 22, 41, 46, 62
Heilwolle 10
Heiserkeit 53
Hennaauflage 67
Hennapackungen 71
Herpes 76
Herpes im Genitalbereich 117
Herpes zoster 70
Herpes-Heiltee 76
Herz und Kreislauf 76
Herz, Altersherz 24, 77
Herz, nervöses 80
Herzinfarkt, Soforthilfe 76
Herzkekse der hl. Hildegard 79
Herzrasen 81
Herzschwäche 77
Herzwein der hl. Hildegard 79
Heublumenauflage 44
Heublumenbad 24
Heublumenpackung 32
Heuschnupfen 81
Hexenschuss 82
Hirschtalg 66
Hirschzungenbehandlung 34
Hirtentäschel-Frischpflanzentinktur 102
Hirtentäschelpresssaft 136
Hoffnungslosigkeit 47
Höhenangst 24
Homöopathie 18
Honig 28, 30
Honig-Milchbad 75
Honig-Zwiebel-Sirup 16
Hopfenkissen 119
Hornissenstich 84
Huflattichblütenhonig 54
Huflattichtinktur 44, 52
Hühneraugen 83
Hundebiss 83
Husten 53
Hustensaft 54
Hustentee 54
Hygiene 38, 115

I

Immunschwäche 46, 83
Immunsystem 22, 38, 63, 83
Infekt, grippaler 10, 51
Infektanfälligkeit 46
Ingwer 28, 66
Inhalation 12, 33

Inkontinenz 73
Insektenstich 84
Ipecacuaha 123
Ischias 85
Isländisch Moos 53

J

Jodtinktur 56
Johanniskraut 22, 24, 36
Johanniskrautöl 13
Johanniskrauttee 70
Johanniskrauttinktur 25
Juckreiz 85
Juckreiz der Schamlippen 86

K

Kalbsfußsuppe 94
Kalium 87, 116
Kamille 28, 34
Kamillenblütenwickel 96
Kamillendampf 23, 53, 56
Kamillenrollkur 95
Kanadische Gelbwurzel 116
Karbunkel 19
Karottensaft 90, 96
Kartoffelwickel 44
Kava-Kava-Tabletten 26
Kinderlosigkeit 51
Kirschkernsäckchen 12
Kleeblätterwickel 98
Klistier 21
Knoblauch 41, 50, 67
Knoblauchelixier 29
Knoblauchhonig 30
Kochsalzlösung 22
Kohlwickel 10, 11, 30, 89
Kompressen 44, 55, 70, 119
Kondylome 87, 118
Königskerzenblüten 54
Königskerzenöl 73
Konzentrationsschwäche 28
Kopfschuppen 71, 87
Kopfweh 87
Krampfadern 89
Krankenernährung 89
Kräutertee 20, 24, 25, 28, 29, 31, 33, 36, 44, 53
Kräutertinktur 44
Krebsvorbeugung 91
Kreislauf 91
Kreislaufkollaps 91
Küchenschelle 20, 87
Küchenschelle Urtinktur 87
Kümmelfrüchte 133
Kürbiskerne 35, 111, 112
Kurkumatee 93

L

Lac Caninum 128
Lachesis 135
Launenhaftigkeit 108
Lavendel 25
Lavendelblüten 21, 25, 42
Lavendelöl 98, 101, 117, 127
Lavendelwickel 96
Lebensmittelvergiftung 92
Leber- und Gallenstörungen 92
Lebererkrankungen 72, 86
Leberwickel 11
Leukämie 68, 86
Lichtempfindlichkeit 97
Lindenblüten 21, 65
Löwenzahnblätter 22, 69
Löwenzahnwurzel 20, 22, 31, 32
Luffa 56
Lumbago 82

M

Magengeschwür 93
Magenschleimhautentzündung 93
Magenschmerzen 94
Magentropfen 95
Magnesium 38
Majoransalbe 37
Majorantee 99
Mandelentzündung, eitrige 22
Mandelkleiepaste 75
Massage, Ganzkörperbürsten 75
Massage, Streichelmassage 83, 101
Massageöl 71, 96, 101
Mäuseklee 100
Mayr-FX-Passagesalz 46
Meerrettichsirup 33
Meerzwiebel 134
Meisterwurz 81
Melisse 24, 25, 36
Menstruation, schmerzhafte Blutung 96
Menstruation, zu lang 95
Menstruation, zu stark 95
Migräne 97
Milchzucker 72, 132
Mistelblätter 29, 50
Mittelohrentzündung 99, 106
Mönchspfeffer 51
Moortrinkkur 37
Morbus Crohn 46
Müdigkeit 47
Mund 99
Mundgeruch 100
Mundschleimhautentzündung 100
Mundsoor 100
Muskatnussöl 101, 136
Muskelkater 101
Myrrhentinktur 83

N

Nachtkerzensamenöl 96, 109
Nägel 101
Nägel, eingewachsene 102
Nagelfalzentzündung 101
Nagelpilzinfektionen 67, 102
Nasenbluten 102
Nasenschleimhäute 56
Natron 21, 39
Nebenhöhlenentzündung 55, 102
Nelkenöl 53
Nervensystem, vegetatives 81, 128
Nervosität 24, 102
Neurodermitis 102
Niaouliöl 137
Nierenbeckenentzündung 105
Nierensteine 105
Notfalltropfen 42
Nux Vomica 37, 38

O

Obstipation 131
Ödeme 106
Ohnmacht 106
Ohrensausen 97
Ohrenweh 11
Ohrenwickel 11
Ohrgeräusche s. *Tinnitus*
Okoubaka 51
Öle 13, 60
Öle, Herstellung 15
Olivenöl, kaltgepresst 60
Olivenölhandbad 75
Omega-3-Fettsäuren 29, 60

Orangenblüten 25, 36
Osteoporose 107

P

Papieröl 136
Parasitenbefall 86
Pepsinwein 28
Pestwurz 33, 39, 44, 54
Petersilienhaarkur 71
Pfefferminze 28, 36
Pflanzentherapie 13
Phytolacca 23, 45
Pilzbesiedelung des Darmes 46
Pilzerkrankungen 86
Pilzinfektion 67, 71, 100, 116
Platzangst 24
PMS, Prämenstruelles Syndrom 108
Popolis 52
Prämenstruelles Syndrom, PMS 108
Prellungen 109
Primelpastillen 53
Propolis 21, 67
Prostatavergrößerung 111
Prostatitis 112
Psoriasis 112, 122
Pulsatilla 20
Pulswickel 64
Pusteln 20

Q

Quark 10, 30
Quarkwickel 23, 30, 44
Quetschungen 109

R

Regelschmerzen 51
Reisekrankheit 112
Reizbarkeit 24
Reizblase 39
Reizmittelmissbrauch 37
Renecloden 88
Retterspitz 31
Retterspitzumschläge 31, 44
Rettichsirup 34, 54
Rheumatismus 113
Ringelblume 13
Ringelblumenöl 13, 31
Ringelblumensalbe 101
Rippfellentzündung 115
Rizinusöl 71, 75, 86, 103, 133
Roemheldsches Syndrom 81
Rollkur 95
Rosenöl 13, 31
Rosenwasser 87
Rosmarin 41, 49
Rosmarinöl 13, 67
Rosmarintee 42
Rückenprobleme 115
Ruprechtskraut 96, 102

S

Salbe, Herstellung 13
Salbeitee 22
Salbeitinktur 15
Salben 13
Salmonellen 92
Sanguinaria 135
Sanikelelixier 94
Sanikelkraut 94
Sauerkirsche 88
Sauerteigauflage 19
Säuglingspflege 75
Säuglingsschnupfen 37
Schachtelhalm 39, 41
Schafgarbentee 93
Schamlippen, Juckreiz 86
Schamlippen, Trockenheit 86
Schaufensterkrankheit 28
Scheidenentzündung 115
Scheidenentzündung durch Bakterien und Parasiten 116
Scheidenentzündung durch Pilzinfektion 116
Scheideninfektionen 116
Schlaf, guter 67
Schlafkissen 119
Schlafstörung 47, 118
Schlafteemischung 138
Schlaganfall 120
Schlangenbiss 120
Schleimbeutelentzündung 121
Schluckauf 122
Schlüsselblume 20, 25, 44, 54
Schmalzlappen 55
Schnupfen 56, 122
Schöllkrautsaft 133
Schöllkrauttinktur 83
Schondiät 89
Schonkost 89
Schröpfen 17
Schröpfen, trockenes 44
Schuppenflechte 122
Schüttelfrost 65, 92
Schwangerschaft 123
Schwangerschaft, Sodbrennen 124
Schwangerschaftserbrechen 123
Schwarztee 21, 22, 46
Schwarzteeauflagen 34
Schwarzteespülung 34
Schwedenpollen 111
Schweiß 124
Schweißbildung 19, 124
Schwellungen der Gewebe 32, 106
Schwindel 24, 112, 123, 127
Seitenstechen 125
Senfmehl 42, 55, 67
Senfwickel 42
Sennesblätter 133
Sepia 123, 124, 135
Sirup, Herstellung 16, 17
Sitzbad 73, 85, 86, 87, 116
Skorpionstich 125
Sodbrennen 125
Sodbrennen in der Schwangerschaft 124
Sonnenbrand 127
Sonnenhut 84
Sonnenstich 127
Spitzwegerich 44
Spitzwegerichtinktur 44
Splitter in der Haut 127
Spongia 53
Steinklee 73, 89
Sterilität 19, 118
Sternanistrunk 28
Sternmierensalbe 138
Stillen 128
Stillen, Abstillen 128
Stoffwechselanregung 22
Stoffwechseltee 22
Storchenschnabelkraut 86
Streichelmassage 83, 101
Stufenlagerung 83, 85
Stress 128
Stuhl, Blut im 72

T

Tabacum 123
Taigawurzel 135
Taigawurzeltinktur 52
Talgdrüsen 20
Tee, schwarzer 21, 22, 46
Teebaumöl 21, 67
Teufelskralle 31, 32
Teufelskrallentee 70
Thuja 52
Thymiandampf 53, 56

Thymianöl 53, 67
Thymianpastillen 53
Thymiantinktur 52, 56
Tinktur 15
Tinnitus 129
Tonerde, essigsaure 113, 138
Topinambur 95
Traubensilberkerze 97, 108, 134

U

Übergewicht 129
Umlauf 101
Umschläge mit Tonerde 20

V

Vaginalspülung 116
Vaginalzäpfchen 116
Vegetatives Nervensystem 81, 128
Verbrennungen 130
Veratrum album 42
Verbascum 53
Vergiftung 131
Verletzungen s. *Wunden*
Verlusterlebnisse 47
Verstauchungen 110
Verstauchungen *s. Prellungen*
Verstopfung 131
Vollwertkost, reizarme 115, 129
Vorstehervergrößerung, *s. Prostatavergrößerung*

W

Wacholder 39, 52
Wacholderkur 126
Wacholderöl 101
Wadenkrampf 133
Wadenwickel 10, 64
Warzen 133
Wechseljahre 134
Weidenrinde 32, 51
Weidenröschen 112
Weißdornblüten 24, 29, 41, 50, 77
Weißdorntee 41, 42
Weißdorntropfen 41
Weißdorntinktur 138
Weißdornwein 77
Weizenkleie 21
Weizenkleiebad 75, 86
Weizenmehl 19
Wespenstich 84
Wickel 9
Wickel, kalte 9
Wickel, temperierte 10
Wickel, Wadenwickel 10, 64
Wickel, warme 9
Wiesengeißbart 31, 85
Wunden 135
Wunden, offene 75
Wundliegen 135

Y

Ysopkraut 41

Z

Zahnfleisch, Entzündung 100
Zahnfleischbluten 136
Zahnfleischentzündung 100
Zahnschmerz 136
Zahnungsbeschwerden 11
Zecken 136
Zimtöl 96
Zimttee 95
Zitrone 30, 46, 64
Zitronenöl 116
Zuckerkrankheit 47
Zwangshaltung 82
Zwergpalmentinktur 112
Zwiebel 18, 21
Zwiebelabreibung 21, 39, 67
Zwiebeldämpfe 23
Zwiebelsocke 11, 39, 52
Zwiebeltee 23
Zwiebelwickel 10, 43

Literatur

Lützner, Dr. H.:
Wie neugeboren durch Fasten,
Gräfe und Unzer Verlag, München

Lützner, Dr. H.:
Richtig essen nach dem Fasten,
Gräfe und Unzer Verlag, München

Pahlow, Mannfried:
Das große GU-Buch der Heilpflanzen,
Gräfe und Unzer Verlag, München

Wagner, Hans:
Sanfte Hilfe durch Wickel und Umschläge,
Südwest Verlag

Kneipp, Sebastian:
Meine Wasserkur,
Ehrenwirth Verlag

Kneipp, Sebastian:
So sollt ihr leben,
Ehrenwirth Verlag

Kneipp, Sebastian:
Hausapotheke

Umschau/Braus:
Kalorien mundgerecht

Bücher zur populären SWR-Sendung

»Was die Großmutter noch wusste«

mit Kathrin Rüegg und Werner O. Feißt

Jeder Band kostet DM 39,80/sFr 37,90/öS 291,–

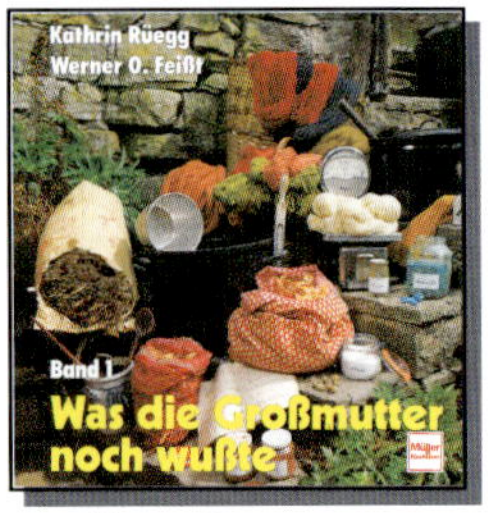

Was die Großmutter noch wußte
Sie weiß alles über bewährte Hausmittel – und dann gibt's da auch noch die Küchenrezepte.
160 S., 84 Bilder, dav. 78 in Farbe, 12 Zeichn. **Bestell-Nr. 40838**

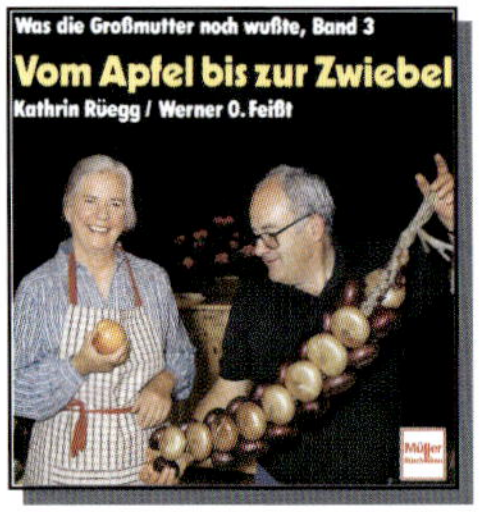

Vom Apfel bis zur Zwiebel
Einfache Gerichte und festliche Speisen mit Äpfeln, Brot, Fleisch, Eiern, Kartoffeln, Milchprodukten, Tomaten, Wein und Zwiebeln.
168 Seiten, 118 Farbbilder
Bestell-Nr. 40912

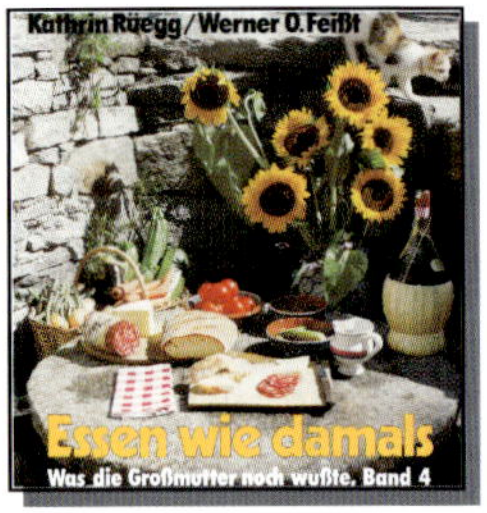

Essen wie damals
Einfache Gerichte und festliche Mahlzeiten, Küchentechnisches, Gärtnerisches, Heilmedizin und anderes von »damals« für heute.
160 Seiten, 89 Farbbilder
Bestell-Nr. 40947

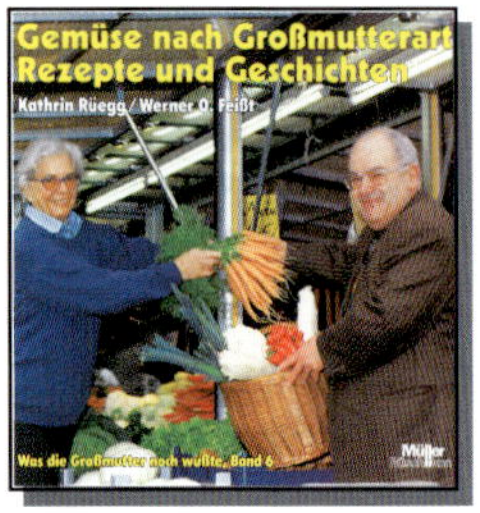

Gemüse nach Großmutterart
Kathrin Rüegg präsentiert eine bunte Palette von Rezepten für frische, gesunde und urtümliche Gemüsegerichte.
160 Seiten, 59 Farbbilder
Bestell-Nr. 41104

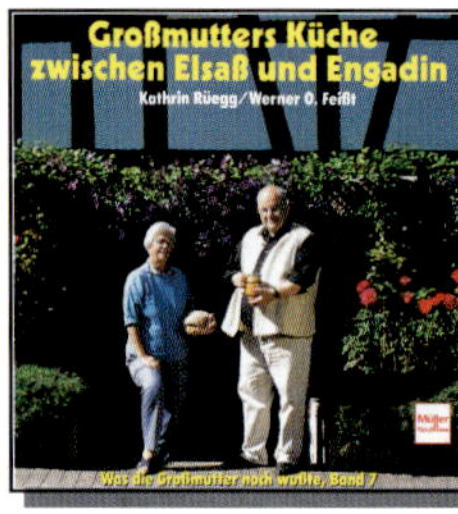

Großmutters Küche zwischen Elsaß und Engadin
Zwischen Elsass, Schwaben und Engadin – vom Flammekueche bis Speckrösti oder Saumagen.
144 Seiten, 71 Farbbilder
Bestell-Nr. 41190

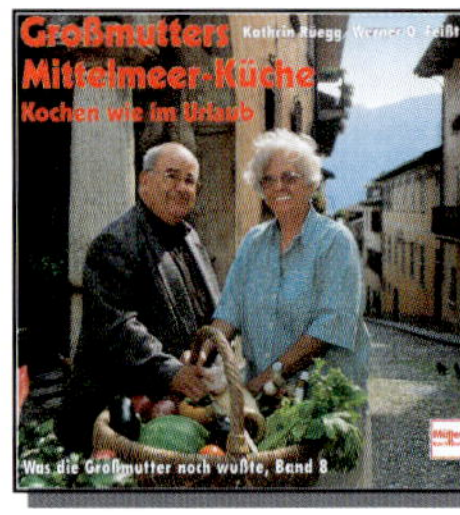

Großmutters Mittelmeer-Küche
In die Kochtöpfe geguckt und die Geheimnisse der traditionellen Mittelmeer-Küche entdecken.
168 Seiten, 69 Farbbilder
Bestell-Nr. 41218

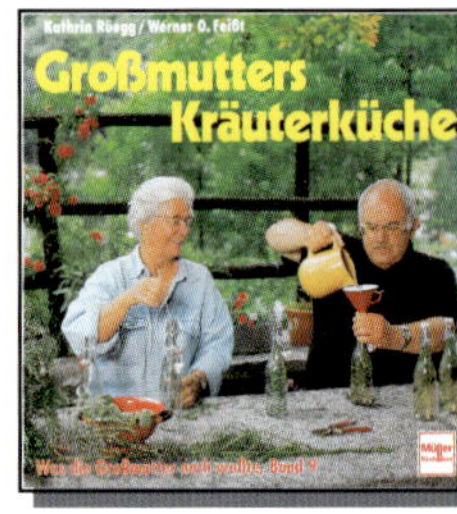

Großmutters Kräuterküche
20 heimische Kräuter stellt dieser Ratgeber vor – vom Anis bis zur Zitronenmelisse. Hier steht alles drin über Anbau und Wirkung.
168 Seiten, 72 Farbbilder, 15 Zeichn. **Bestell-Nr. 41248**

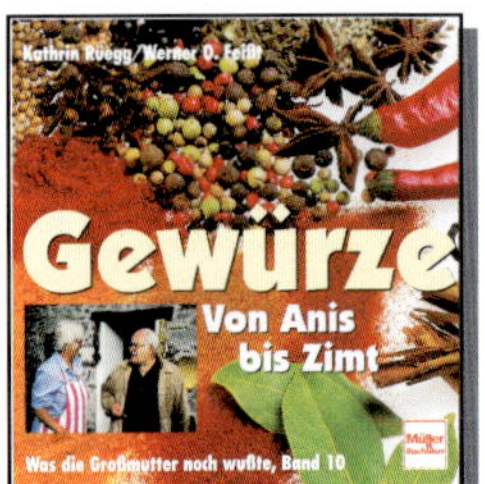

Gewürze
Rezepte von der Suppe bis zu Desserts und Kuchen, die alle durch spezielle Gewürze ihren Pfiff erhalten.
168 Seiten, 63 Farbbilder
Bestell-Nr. 41283

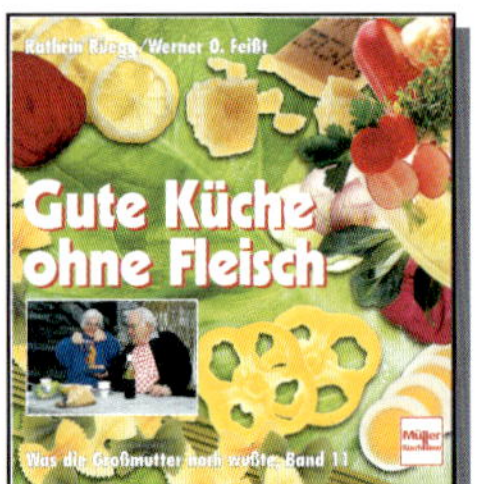

Gute Küche ohne Fleisch
Hier sind die besten vegetarischen Rezepte aus alten Kochbüchern – Kathrin Rüegg hat sie alle ausprobiert.
168 Seiten, 80 Farbbilder
Bestell-Nr. 41320

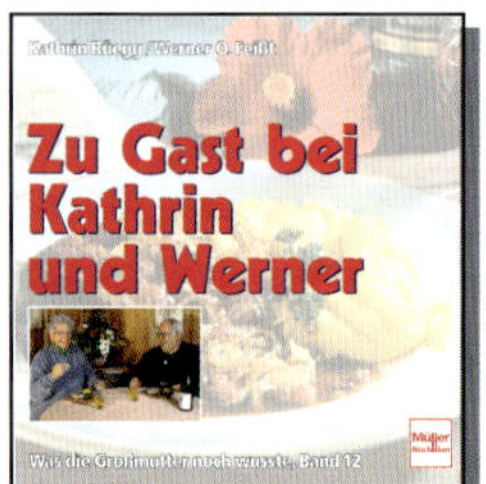

Zu Gast bei Kathrin und Werner
Rezepte und dazu Geschichten, die man erzählt, wenn das Essen gegessen ist, wenn im Kamin die Scheiter verglühen und wenn im Glas der Wein funkelt.
144 Seiten, 57 Farbbilder
Bestell-Nr. 41349

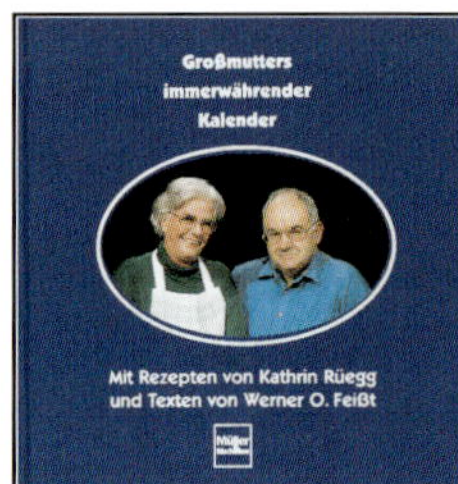

Großmutters immerwährender Kalender
Mit Erfolgsrezepten fürs ganze Jahr, mit Raum für wichtige Daten, auch für Gedanken und Erinnerungen, die man dauerhaft bewahren möchte.
120 S., 27 Farbbilder, 101 Zeichn.
Best.-Nr. 41234
DM 29,80
sFr 29,80
öS 218,–

Müller Rüschlikon

Stand März 2001 – Änderungen in Preis und Lieferfähigkeit vorbehalten

Ihr Verlag für Kathrin Rüegg-Bücher
Gewerbestraße 10, CH-6330 Cham
Postfach 4161, CH-6304 Zug
Telefon ++41(0)41 740 30 40
Telefax ++41(0)41 741 71 15